Dr.とらますくの
採血&静脈ルート確保手技マスターノート

佐藤 智寛 著

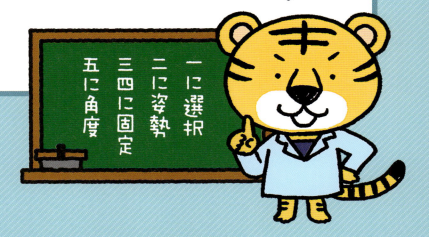

Dr.とらますくの格言!

一に選択
二に姿勢
三に四に固定
五に角度

ナツメ社

はじめに

理論に則った手技を身につけよう！

　医療スタッフにとって、静脈ルート確保は基本中の基本の手技であるということに異論を唱える人はいないでしょう。
　静脈ルートは、輸液や薬剤を直接血管内に投与することで、劇的な治療をさまざまに可能にしてくれます。まぎれもなく、人類の偉大な発明の1つです。

　この静脈ルート確保の手技ですが、古典的な経験学に裏打ちされた技術であるため、手技のコツを体系的にまとめ、明文化したものは、ありそうでありませんでした。せいぜい、施設や先輩からの引き継ぎ資料として、簡単な「あんちょこマニュアル」がある程度かと思います。主には、ベテランスタッフからのワンポイントレッスンのようなものを耳学問的に身につけつつ、基本的には自力でトライアンドエラーをくり返しながら、皆、手技を上達させてきたのです。

　実際、自分が穿刺に失敗して、先輩に助言を求めると、だいたいが以下のような構成で解答されるはずです。

> 「たまたま目についた欠点に対する助言」（例：もっと針を寝かせたほうがよかったね）
> ＋
> 「でもケースバイケースである」（例：針を立てるほうがいいときもあるよ）
> ＋
> 「あとは経験こなすしかない。数、数！」

　こうして、わかったような、わからないような感覚で煙に巻かれて、初心者は首を若干ひねりながら、次のルート確保の機会を待つことになるのです。
　そして、これをくり返しながら、大半の人はそれなりに安定してルートがとれるようになってくることは確かです。

　かくいう筆者自身は、ルート確保は苦手な手技でした。幼少期はけっこう器用であることが売りの人間だったのですが、成長しながら論理的な勉強を重ねていくうちに、思考において感覚よりも理屈が先行するようになってしまい、このような経験学に立脚する手技には、どうにも得意という印象をもつことができませんでした（事実、人並み以上の穿刺失敗をおかしてきました）。
　もちろん、努力を重ねて、人並みないしはときには「先生、うまい！」と言ってもらえるくらいまでなんとかレベルアップをさせたわけですが、そんな私は、上記のようなウヤムヤな助言には、非常に大きな不満をもっていました。
　というのは、本当のところ、「正しい手法理論」は、確かに存在するからです。
　事実、理屈が先行するようになってしまった私の脳は、感覚優先に戻ることがどうしてもできなかったため、結局、理屈に理屈を上塗りして、徹底的な手法理論武装でもって、苦手を強引に克服したのです。

こういった理論は、苦手だった人だからこそ、伝えられるものでもあります。はじめから才能に恵まれている人は、「あまり考えなくても本能的にできてしまうこと」なので、かえって他人に教えることが難しいのです。

　ルート確保は、経験学に支えられてきた手技である以上、その最終的な手技の形は、各個人によって、かなりのバリエーションがあります。「入ればいい」わけですから、その完成像に制限はありません。
　しかし、「この形なら、原理的に100％うまくいく」という手法理論はあってしかるべきです。本能的にできてしまう人だって、その手法を細かく分析してみれば、1つの1つの必須のエッセンスを意識せずにクリアできているだけなのです。
　そして、画一的な手法理論が存在することによって、苦手の克服を助けることができることはもちろん、得手不得手を問わず能率的な手技の習熟を促進することができます。また、これによって、ひいては穿刺失敗で痛い思いをする患者さんが減り、穿刺失敗で嫌な気持ちを味わう初心者医療スタッフも減るということで、社会全体が幸福になるわけです。
　ですから、この本では、「静脈ルート確保の手法理論」だけで1冊の本にする、という前代未聞な試みをしました。

　「ルート確保なんていう簡単な手技で、本1冊にもなるのか」と思ったかもしれません。
　しかし、私が思うに、静脈ルート確保は、「もっとも簡単であり、もっとも困難な手技」です。私にとっては、気管内挿管もCV挿入も、ある意味で静脈ルート確保より「簡単」に感じられました。いずれも、手法理論が明瞭に見えやすいものだからです。
　静脈ルート確保は、究極的には「直接的に視認できていないものを、感覚と勘を頼りに一発で刺す」という行為であり、どんな上級者でも成功率100％にはならないものです。
　さらには、患者さんからは「やれて当たり前」だと思われている行為です。CV挿入がなかなかスムーズにうまくいかなくても、患者さんが「なんでこんなこともできないんだ！」とクレームをつけてくることはありませんが、ルート確保では、そのような光景は日常茶飯事です。
　放射線読影が「単純X線に始まり、単純X線に終わる（もっとも難しい読影はCTやMRIではない！）」とされているのと同様に、こういった点で、医療手技は「ルート確保にはじまり、ルート確保に終わる」といっても過言ではないと思います。

　本書は、まったくの初心者や苦手意識のある医療スタッフが、1つ1つ、手技のポイントをクリアしていけるような体系にしました。
　分解された各エッセンスをみれば、成功率が不安定な自分が、どの部分がおろそかだったのかがはっきりと確認でき、そこを潰すことができるはずです。
　これらのポイントのすべてが、からだに染みついて、あまり理屈として意識せずに自然にからだが動くようになったとき、あなたの静脈ルート確保手技が「人並み以上」になっていることを保証します。
　ぜひ、名人を目指してください！

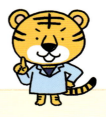

Dr. とらますく

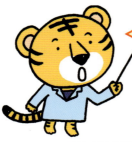

Dr. とらますくの格言

まず、静脈ルート確保における、本書オリジナルの格言を下に示します。これは、手技において、常に意識していてほしい4つの要素です。

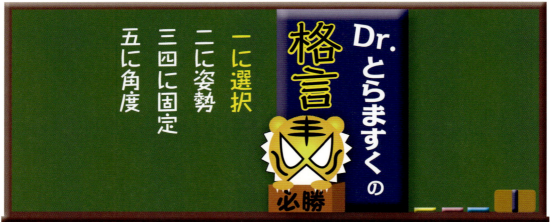

一に選択
二に姿勢
三四に固定
五に角度

Dr. とらますくの格言　必勝

　もちろん、これら以外にも細かいコツや注意点はたくさんあるわけですが、「とにかく確実に血管をとらえる」という視点から、もっとも重要と考えられ、そして盲点になりやすいものをピックアップしました。

　穿刺において、一番ドツボにはまる状況は、「血管に当てられない」ということです。

　もし、初回にイメージした穿刺で血管をとらえられなかった場合、通常は「一度針を引きもどしてまた探り直す」という修正をすると思います。しかし、このフェーズに足を踏み入れてしまった時点で、基本的には敗北したと考えるべきです。

　もちろん、修正が功を奏するときもありますが、高い確率で、どうしても血管をとらえられなかったり、なんとか当てたと思っても突き破ってしまったりしてしまうものです。

　なんといっても、そもそも「1回は外すけど、修正して入れるのがうまい」というタイプの名人は存在しません。穿刺が上手な人は、どんなに難しそうな血管でも「一発で当てる」ことができるから、「うまい！」と思われるのです。

　前書きのとおり、ルート確保の難しさは、究極的には「見えないものを、経験と勘を頼りに刺す」という点に帰着します。ですから、とにかく「血管を確実にとらえる」ということがもっとも重要な課題といえるのです。

　逆に、「血管には毎回一発で当てられるが、突き破ってしまう」とか「一発で当てられるが、外筒が進められない」といった人は、ほとんど問題を抱えていないに等しいと思って大丈夫です。多少の力加減や、行程の修正をちょっとするだけで、すぐに名人レベルになれるところまで来ています。

　本書では、手技の順番に従って、上記の4つ以外にもそれぞれ解説していきますが、あくまで最重要なのはここに挙げたポイントであることを忘れないでください。道に迷ったら、この原点に立ち返るのが吉です。

　初心者のころは、上のフレーズを口ずさみながら、穿刺に臨むとよいでしょう。

もくじ

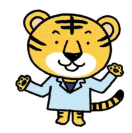

PART 1 穿刺の準備

STEP 1	メンタル	8
STEP 2	感染予防	10
STEP 3	必要物品（ルート留置）	12
STEP 4	血管の選択	14
	●穿刺箇所には優先順がある	16
	●血管の性質を知っておこう	18
STEP 5	姿勢	22
	●穿刺をするときの姿勢の整え方	24

PART 2 穿刺の基本　[実技1] 穿刺する部位を決めよう

穿刺の流れ	駆血から穿刺まで	28
STEP 6	駆血	32
	●駆血を行うときの注意点	34
STEP 7	消毒	38
STEP 8	脱力	40
STEP 9	固定	42
	●血管を固定させる基本フォーム	44

PART 3 穿刺の実際　[実技2] 実際に穿刺してみよう

STEP 10	針の選択	54
	●針の太さとそれぞれの特性	56
STEP 11	針の持ち方	58
	●基本的な針の持ち方	60
STEP 12	穿刺角度	62
	●穿刺の基本角度	64
STEP 13	針先が外壁に達するまで	68
STEP 14	外筒を入れるまで	74
	●外筒を入れるまでの注意点	76

| STEP 15 | 修正 | 82 |
| | ●修正するときの注意点 | 84 |

PART 4 穿刺後 ［実技3］穿刺したあとの処置

STEP 16	駆血の解除	88
STEP 17	点滴静脈内注射	90
	●点滴チューブの接続と固定	92
STEP 18	点滴の滴下スピード	94
	●滴下スピードの計算	95
STEP 19	上級テクニック	98
	●上級者が魅せるテクニック	99

PART 5 静脈採血

採血 1	必要物品（静脈採血）	104
採血 2	血管の選択	106
	●採血するときの血管	107
採血 3	針の選択	108
	●直針と翼状針	109
採血 4	針先と血管の外壁	112
採血 5	採血のしかた	114
	●採血の手技と順番	115
採血 6	血液培養	118
	●血液培養ボトル	119

ふろく	注射器と注射針の基礎知識	120
ふろく	おもな注射法	122
ふろく	「5つのR」と「3回確認のルール」	124
さくいん		125

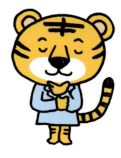

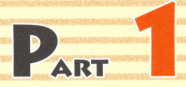

穿刺の準備

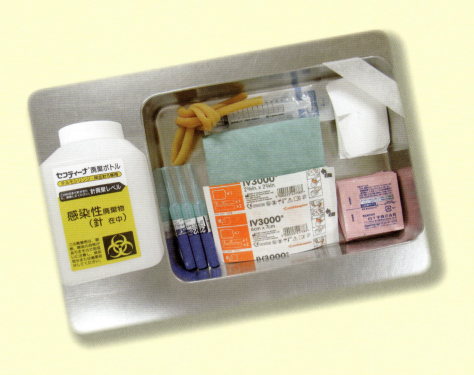

STEP 1 メンタル

実際の穿刺を行う前の、心構えについて知っておきましょう。
「うまくできる！」と暗示にかけることも1つの手ですが、理論を知り、経験を積んで自信をつけることが第一です。

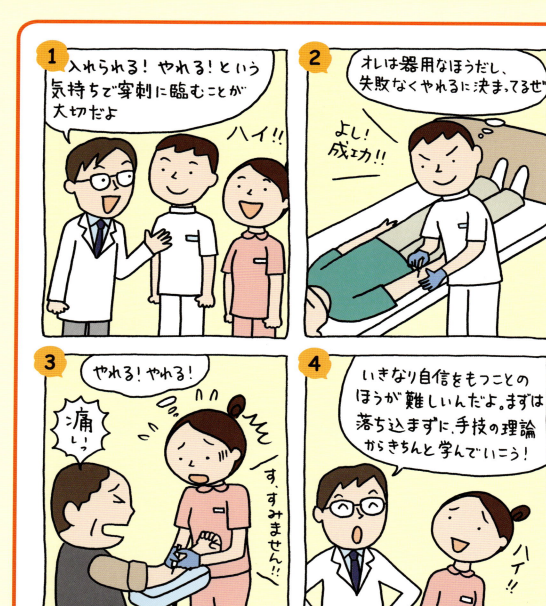

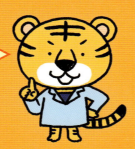

根拠のない自信をもつより、理論を習得し、経験を積むことが大切！

穿刺に臨むときの気持ちのもち方

●いきなり自信をもつことのほうが難しい

　実は多くの人にとっては、「**いきなり自信をもつことのほうが難しい**」と考えるほうが適切なのです。あまり無理に「自信をもつんだ！　やれるんだ！」と暗示をかけようとしなくていいと思います。もちろん暗示をかけるのは自由ですが、真の意味で自信をもてているわけではないので、劇的な効果は期待しないほうがいいでしょう。

　まず目指すべきは、正しい理論を習得することです。きちんとした手技の理論を知って、それを意識しながら試行錯誤をくり返し、経験をある程度積んできたところで、はじめて本当の自信がもてるようになってくるのです。

　こうした試行錯誤をくり返していくと、まだ絶対的な自信がもてていないような途中の段階においても、「あ、この血管は簡単そう。普通に刺せそう」と思える状況があるはずです。それは、着実にあなたが進歩していることを表しています。「名人」は、その延長線上にあるに過ぎないのです。

　「**自信をもつことは大事だが、本当の自信はあとからついてくるもの**」という気持ちで、穿刺に臨んでください。

●十分な知識と、努力や経験にもとづいた自信をもとう

　穿刺に際しては、「入れられる」「やれる」という気持ちで臨むことが大事だということがよく言われます。これは、真実です。

　穿刺に限らず、いかなる技能を行うときにも、「**自分はできる**」と心の底から自信をもてているときは、よいパフォーマンスが引き出されます。「ダメかもしれない」「失敗するかもしれない」と疑心暗鬼になっているときは、頭のイメージと実際のからだの動きに微妙なズレが生じ、悪循環にはまりやすくなります。

　ただし、この「やれる」という気持ちのもち方には、以下の2種類があります。
❶根拠のない自信
❷十分な知識と、努力や経験を積んできたことにもとづく自信

　このうち❶のほうは、本人の性格によるところが大きいでしょう。医療スタッフになりたてで、まったくの初心者であっても、「やれるに決まってるぜ、オラオラ」というタイプの人は一定数いるものです。また、これまでの人生経験から「自分は器用なほうである」という自己評価をもっている人もいます。これらに該当する方は幸運で、臆せず穿刺の経験を積めるでしょう。

　しかし、そのような性質でない、どちらかというと多数派の人たちが問題です。彼らは、初心者のころは普通に自信をもてないですし、失敗したときは激しく落ち込みます。そのような人に向かって、「気持ちが重要なんだから、自信をもってやりなさい」と助言しても、有効性は高くありません。それは「根拠のない自信をもて」と言っているに過ぎないからです。だからこそ、理論習得の重要性が増してくるのです。

PART 1　穿刺の準備

STEP 2 感染予防

近年は、静脈ルート確保といった簡便な手技でも、感染防御の重要性が認知されるようになってきました。「スタンダードプリコーション（標準予防策）」に準じて、手指消毒・手袋着用等を行い、感染防御を行ってください。

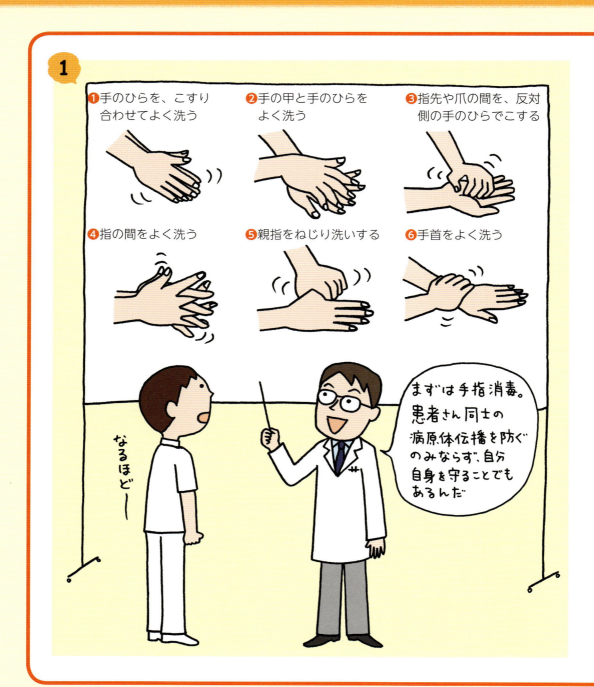

標準予防策とは

PART 1 穿刺の準備

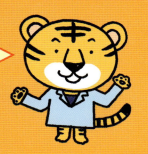

静脈穿刺では、十分な感染予防策をしましょう！

● 感染予防のための標準予防策をしっかり守ろう

　近年は、医療現場において「スタンダードプリコーション」という概念が浸透してきました。これは、スクリーニング検査により明らかとなる感染症の有無に関わらず、未知の感染症に対しても予防策を講じるという考え方です。

　静脈穿刺は、感染源となりうる血液と、皮膚を傷つける針の両方を扱いますから、感染経路を断つための予防策はおろそかにできません。感染予防策は、患者さんに無用な感染症を引き起こさないためにも、病原体をほかの患者さんへと伝播させないためにも、また、自分自身を感染症から守るためにも、しっかりと行いましょう。

　標準的な感染予防策は、マスク・手袋・ゴーグル・ガウンの着用、そして手指衛生が挙げられますが、静脈穿刺において特に必須となるのは、手指衛生と手袋の着用です。

　手洗いの際は、爪・親指・タコやマメ・傷のある部分は特に洗い残しが起こりやすい場所なので注意を払いましょう。**日ごろから、自分自身の手に傷をつくらないように管理を心がけることも大切**です。指輪などのアクセサリーの着用も、避けるべきです。しかし、いくら念入りに手洗いをしても、どうしても洗いきれない場所も生じてしまうものです。そこで、アルコールによる手指消毒と、手袋の着用も重要な役割を果たすのです。

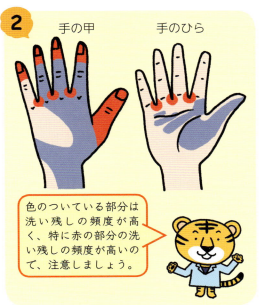

色のついている部分は洗い残しの頻度が高く、特に赤の部分の洗い残しの頻度が高いので、注意しましょう。

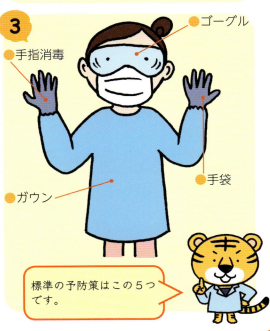

標準の予防策はこの5つです。

11

STEP 3 必要物品（ルート留置）

ルート確保に必要な物品には下記のようなものがあります。
初心者のうちは、余分に準備しておきましょう。

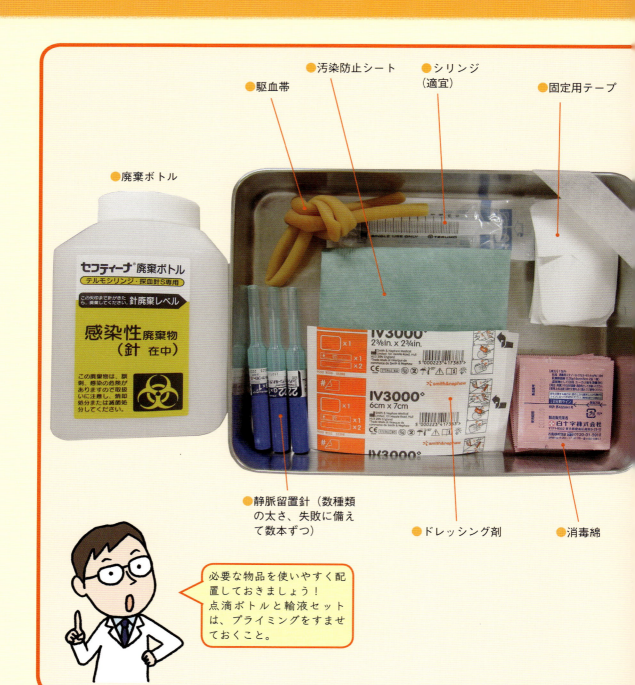

- 廃棄ボトル
- 駆血帯
- 汚染防止シート
- シリンジ（適宜）
- 固定用テープ
- 静脈留置針（数種類の太さ、失敗に備えて数本ずつ）
- ドレッシング剤
- 消毒綿

必要な物品を使いやすく配置しておきましょう！
点滴ボトルと輸液セットは、プライミングをすませておくこと。

穿刺を行う際に、必要な物品を見てみよう！

● 点滴スタンド

穿刺の際に必要な物品とは

PART 1 穿刺の準備

●「多めに余分に」準備するように心がける

　初心者のうちは、静脈ルート確保に必要な物品は、「多めに余分に」準備するように心がけるとよいでしょう。穿刺を何度か失敗するかもしれませんし、周囲が汚れてしまうこともあります。こうしたトラブルによって、物品が不足してしまったら、いちいちステーションにまで取りにいかなければなりません。

　最初の時点で「多めに余分に」物品を持参しておけば、穿刺がスムーズにいって使用しなかった場合にも、それらをもとの場所に戻すだけですみますし、たいした労力ではありません。もちろん、必要最小限の物だけを持っていくのが理想的ではあるのですが、まだ技術が不安定な間は、**「ちょっと持っていき過ぎる」くらいがちょうどいい**のです。

●物品をトレイに置くときは配置も工夫する

　物品をトレイの中に置く際には、乱雑にならないよう、配置も工夫しましょう。これにより、手際よく作業を進めることができて患者さんが安心しますし、針刺し事故の予防にもなります。

　また、誤投与の予防策も重要です。各施設の決め事があると思いますが、日付・患者氏名・部屋番号・目的・投与方法・薬剤・容量などの項目を、声を出しながら2人以上で指差し確認をします。

STEP 4 血管の選択

ルート確保において、最も重要なポイントの1つが、血管選びです。最初に紹介した格言の「一に選択」とは、血管の選択を表しているのです。このステップは非常に重要です！
「ここなら絶対に成功させられる」という場所を、きちんと見つけ出すコツを見ていきましょう。

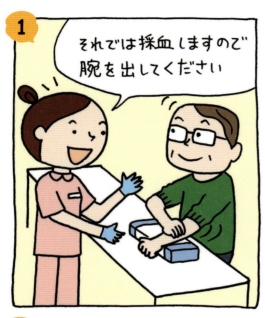

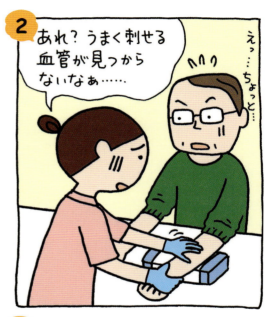

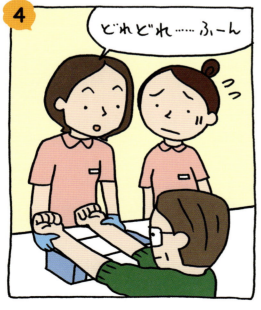

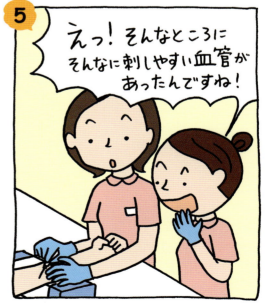

> **Dr.とらますくの格言 必勝**
>
> 一に選択
> 二に姿勢
> 三四に固定
> 五に角度

ベストな穿刺箇所を選ぶには

PART 1 穿刺の準備

● 患者さんに苦痛を与えない穿刺場所を選ぶ

「ここに血管がありそうだから、とりあえずひと刺ししてみよう」というスタンスは、患者さんに苦痛を与えるということに対する意識が少々低いと言わざるを得ません。それで、失敗率が高いのであればなおさらのことです。

血管を全体的によく観察して、ベストな穿刺箇所を選ぶという行為は、**"痛み"という苦痛をまったく患者さんに与えずにできる**ことですから、「積極的に意識的に」行うべきです。

● 名人ほど基本を大事にする

このステップは、むしろ中級者レベルになって技術的な過信が生まれてくると、盲点になりやすい部分でもあります。1度失敗して、2度めに別の場所で成功してから、「最初からこっちを刺してればよかったな…」と思うことがあると思います。

名人ほど、このような基礎的な部分をおろそかにしていません。もちろん、名人ですから、血管の選択に長～い時間をかけることはしませんが、**短時間の間に「ここなら絶対に成功させられる」という場所**を、きちんと見つけ出しているのです。

では、具体的な血管選択の要点を見ていきましょう。

---

❸ 先輩、ルート確保がなかなかできません!

❻ ここが穿刺にいい!と思った場所より優れた場所が意外なところに見つかるケースは多いんだよ。血管を全体的によく観察してベストな場所を見つけるコツを学んでいこう!

ハイッ

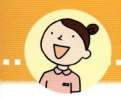

穿刺箇所には優先順がある

まず、穿刺の場所に関してですが、以下の優先順を意識します。

① 中枢側よりも末梢側を優先する

末梢側での穿刺に失敗しても、その上流であれば血管は破綻していないので、ルート留置が可能です。

逆に、中枢側で失敗してしまうと、薬剤漏出の可能性が高まるため、直接つながっている血管の下流はルート留置に適さなくなってしまいます。

穿刺箇所を選ぶときは、まず末梢側と覚えておきましょう。

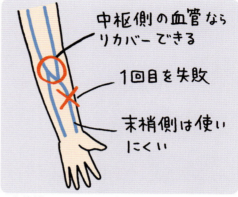

末梢側で1回目を失敗した場合は、その上流の中枢側でリカバー可能。

② 固定性の優れる部分を優先する（橈骨神経領域はなるべく避ける）

患者さんが少しからだを動かしただけで、ルートが折れ曲がって使えなくなってしまっては元も子もありません。ですから、ルートの固定性に優れる、前腕か上腕が好まれます。

手背にはしばしば良好な血管がありますが、この理由で優先度が落ちます。それでも、困難症例では手背は貴重な候補箇所です。同様の理由で、肘窩も原則穿刺しませんが、一時的な処置として、またはどうしてもほかの場所でルート確保できないときに、選択することがあります。

注意点として、前腕末梢近くの内側（右ページ図参照）は避けるべきであるということが

下肢の優先度は低いが、まれに下肢が適することもある

足背には、しばしば良好な血管があります。ただし、足にルートが留置されることは生活への支障が大きいため、優先されません。一般的には、ほかによい場所がどうしてもない場合のみに限られます。

ただし、まれに下半身はあまり動かさないが、上半身では暴れたりして自己抜去のおそれが高い場合など、下肢でのルート留置が功を奏することがあります。

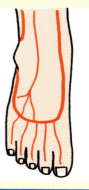

> **ADVICE** byとらますく
> ### 避けるべき特殊な条件
> 透析シャントがある側やシャント作成予定の上肢は避けます。
> 乳がんなどの術後でリンパ節郭清が行われている側の上肢も避けます。
> 脳血管疾患の既往があり、麻痺がある側は血管の発達が悪いことが多いため、一般的には避けます。
> ただし、不穏などがある場合、あえて麻痺側を使用する場合もあります。

あります。あいにくこの部位には、優れた血管があることも多いのですが、痛点（▶P.99）が豊富であるほか、神経損傷のリスクも高いため推奨されません。

もし、ほかによい場所がなく、やむを得ずここを選択することになった場合は無理な探り方をせず、また患者さんに「ビリッとした痛み」がないかどうかをよく確認しながら穿刺をしましょう。万が一痛みが出たら、すぐに撤退することが肝要です。

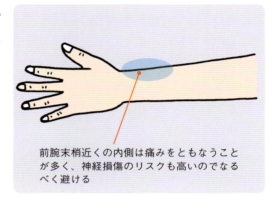

前腕末梢近くの内側は痛みをともなうことが多く、神経損傷のリスクも高いのでなるべく避ける

③ 利き腕より非利き腕を優先する

ルートを留置した四肢は大きく可動制限を受けるので、日常生活に支障をきたします。なるべくそれを軽減するためには、非利き腕への留置が優先されます。

万が一の神経損傷のリスクを考えたときも、非利き腕のほうが患者さんにとっての損害が少ないといえます。

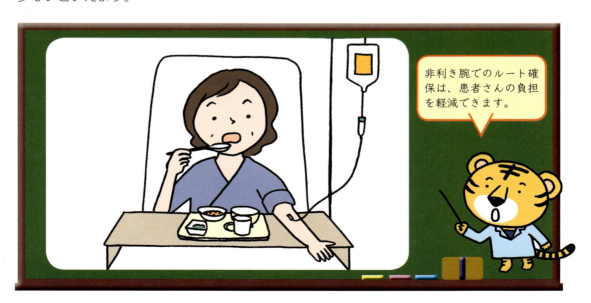

非利き腕でのルート確保は、患者さんの負担を軽減できます。

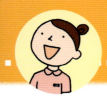

血管の性質を知っておこう

次に、優先されるべき血管の性質についてです。以下の点に留意しましょう。

① なるべくまっすぐに走行をしている血管を探す

まっすぐなルートを入れるわけですから、十分な距離でまっすぐに走行している血管が望ましいのは当然です。

このような血管がどうしても存在しない場合には、用手的にまっすぐに矯正（きょうせい）するなどの手法がありますが、それは応用段階の話です。まずは、適した血管をよく探すことから始めましょう。

長い距離をまっすぐ走っている血管は、実は十分に太さもあるので、その点でも穿刺（せんし）向きです。**「血管の長さと太さは比例する」**と覚えておきましょう。

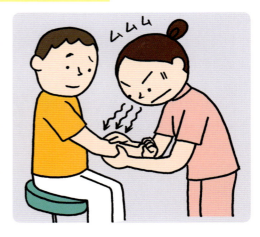

おもな選択部位

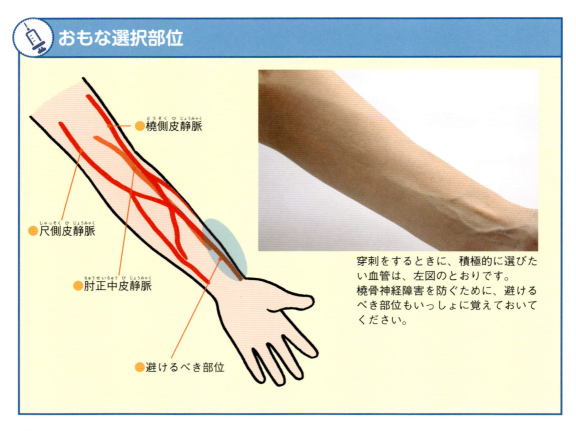

- 橈側皮静脈（とうそくひじょうみゃく）
- 尺側皮静脈（しゃっそくひじょうみゃく）
- 肘正中皮静脈（ちゅうせいちゅうひじょうみゃく）
- 避けるべき部位

穿刺をするときに、積極的に選びたい血管は、左図のとおりです。
橈骨神経障害を防ぐために、避けるべき部位もいっしょに覚えておいてください。

2 分岐部はおいしい

　血管分岐部のまたの間から穿刺できると、血管が左右に逃げることがありません。血管固定の手技が不安定なころは重宝しますし、上手になったあとでも有用性は変わりません。第一選択として、目ざとく見つけたいものです。

　ただし、分岐部でない部分で刺せるようになることも必須事項ではありますので、初心者のころは少なくとも1回めは、積極的に単純でまっすぐな血管でトライするよう心がけましょう。

　なお、穿刺をなるべく避けるべき前腕末梢橈側に、あいにく分岐があることも多いので、よくリスクとベネフィットを天秤にかけてください。

PART 1　穿刺の準備

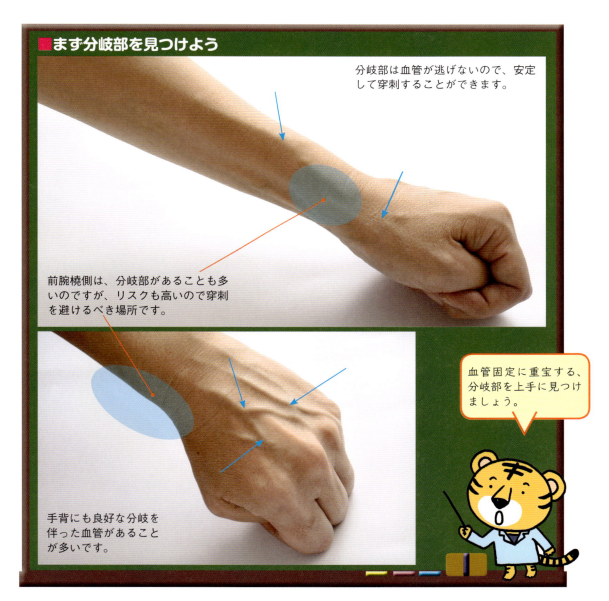

■まず分岐部を見つけよう

分岐部は血管が逃げないので、安定して穿刺することができます。

前腕橈側は、分岐部があることも多いのですが、リスクも高いので穿刺を避けるべき場所です。

手背にも良好な分岐を伴った血管があることが多いです。

血管固定に重宝する、分岐部を上手に見つけましょう。

③ 「見える」血管よりも「触れる」血管

　初心者のころは、皮膚表面近くを走行していて、青っぽく視認することができる血管に飛びついてしまいがちです。しかし、十分な内径と壁の厚みがあって穿刺時に突き破りにくく、ルートの長期留置にすぐれている血管は、「触れる」血管なのです。

　血管を探すときには、視診のみならず柔らかいタッチで触診も行い、一見表面から見えなくても、指先で血管を感じられる「しっかりした血管」を見つけるよう心がけましょう。触れることができても深い位置を走行する血管は、はじめはとっつきにくいかもしれませんが、このような穿刺に慣れることが上級者への近道です。

　もちろん、「見える」うえに「触れる」血管が、最も穿刺に理想的であるのはいうまでもありません。

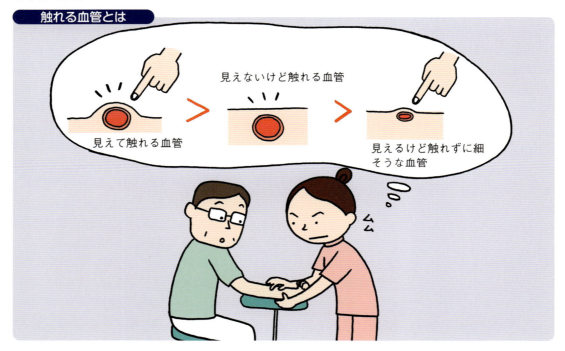

触れる血管とは

見えて触れる血管 ＞ 見えないけど触れる血管 ＞ 見えるけど触れずに細そうな血管

注射と点滴

　静脈ルートを用いた薬剤の投与にはいろいろな用語があります。

　英語で言うところの、"intravenous injection"の略が、"IV"で、和訳が「注射」となります。こちらは、シリンジ注入器を用いて短時間で薬剤を投与します。

　いっぽう、"intravenous drip infusion"の略が"DIV"で、和訳が「点滴（静脈内点滴注入法）」です。量の多い液体を、少しずつ滴下させる形で時間をかけて投与します。「輸液」は、より専門的な医学用語で、「点滴」はその俗称として広く一般的に使われています。

　「点滴」という語句は、もともとは中国大陸から伝わった言葉とされていて、断続的にしたたる「しずく」や「あまだれ」を示していました。

ADVICE by とらますく
どうしても血管が見つけられないときは？

いくら一生懸命血管を探しても、どうしてもよさそうな血管が見つからないときがあります。その場合は、以下のような工夫をしてみましょう。

これらは、あまりに乱発すると手間ばかりかかってしまうので気をつけたいところですが、すでに何度か失敗しているときなど、慎重を期する場合には役に立ちます。

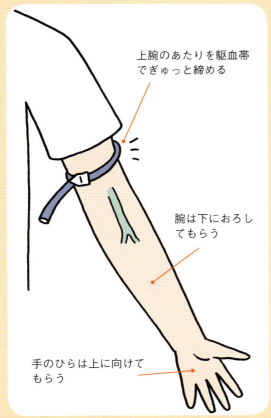

- 上腕のあたりを駆血帯でぎゅっと締める
- 腕は下におろしてもらう
- 手のひらは上に向けてもらう

■血管を心臓より低い位置にする

静脈圧は低いので、心臓より低い位置になれば血流がうっ滞して血管が怒張します。かなり血管が見つけにくい人でも、これをやれば手背くらいには血管が浮き上がってくることが多いです。

具体的な対応としては、「腕を下げる」もしくは「上半身を起こす」という方法です。

ただし、血管が見えやすくなるのはいいのですが、おしなべて後述する「理想的な患者の姿勢（四肢と地面が平行）」からは逸脱してしまうので、この点は短所として受け入れる必要があります。

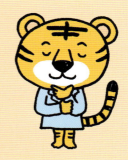

■血管を温める

温かいタオルを握ってもらったりすれば、血管は拡張します。これによって、穿刺が容易になる場合があります。

適宜、前述の「心臓より低い位置にする」と組み合わせて使用してください。

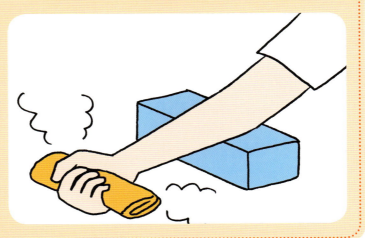

PART 1 穿刺の準備

STEP 5 姿勢

血管の選択に続いて、格言の出番です。「二に姿勢」は、患者さんの姿勢、そして穿刺者の姿勢の両方を表しています。このステップはやはりとても重要です。かなり盲点になりやすいステップでもあるので、毎回思い出すために格言に入れてあります。

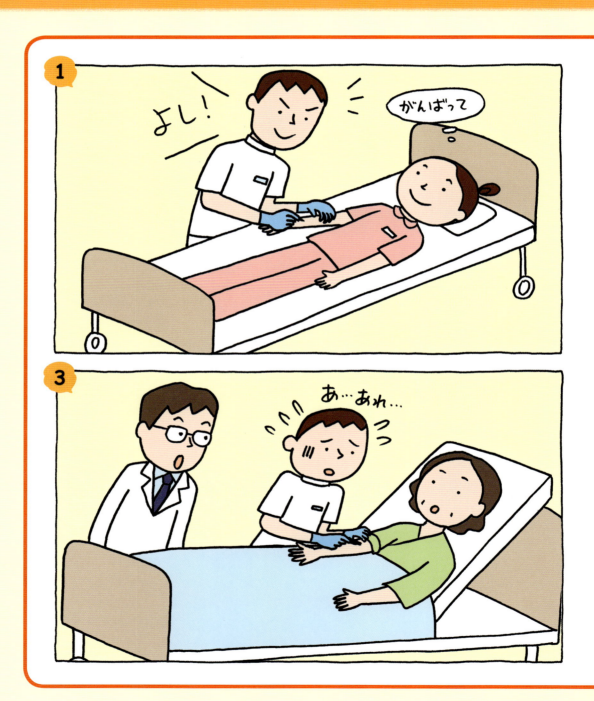

穿刺に適した姿勢とは

PART 1 穿刺の準備

Dr.とらますくの格言 必勝
一に選択
二に姿勢
三四に固定
五に角度

● 患者さん側の姿勢を直すことも考えてみよう

穿刺の理想的な姿勢は、「**血管が地面に対して平行であるべき**」ということが挙げられます。

私たちが理想的な環境で穿刺の練習をしているとき、それは自然にこの条件を満たしていることが多いはずです。

ですが、実際の医療現場では、患者さんが理想的な姿勢で四肢を差し出してくれるとは限りません。普段の練習どおりに針を進めようとすると、思っていたよりも針に角度がついて後壁を貫いたり、逆に浅くなって上滑りして血管に当てられなかったりしてしまいます。

もちろん、起坐呼吸があってベッドが倒せない、四肢に拘縮があって思うように伸展させられないといった制約が生じることも確かにあります。その場合は、確かに手先の技術で補正をしなければならないのですが、それ以上に、患者さんの姿勢を直す余地があるのにそれを見逃してしまうというケースは多いのです。

初心者の間はルーチンワークとして、ある程度上手になったあとも「ちょっと難しいかも」と思ったときには、「**患者さんの姿勢のほうに改善の余地はないか**」を常に意識し、状況が許す限り理想的な穿刺の姿勢に近づけるようにしてください。

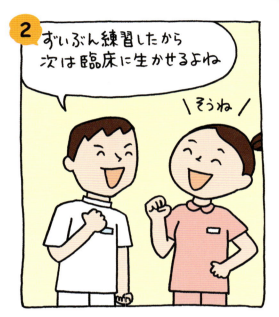

2 ずいぶん練習したから次は臨床に生かせるよね / そうね

4 穿刺はさまざまな環境で行うものなので、穿刺しやすい姿勢のとり方を学んでいこう

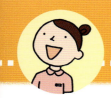

穿刺をするときの姿勢の整え方

1 まずは、ベッドの高さや角度に注意

　患者さんの姿勢は、穿刺者が無理して屈みこまなければいけないような低さにはなっていないでしょうか。逆にベッドが少し高いということはないでしょうか（高すぎるということはあまりないと思いますが）。

　また、ベッドが起き上がっていて、四肢が地面と平行になっていないということはありませんか。下の図を見て、穿刺に適さない姿勢を把握しておきましょう。

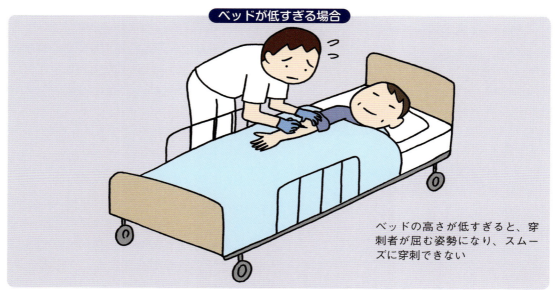

ベッドが低すぎる場合

ベッドの高さが低すぎると、穿刺者が屈む姿勢になり、スムーズに穿刺できない

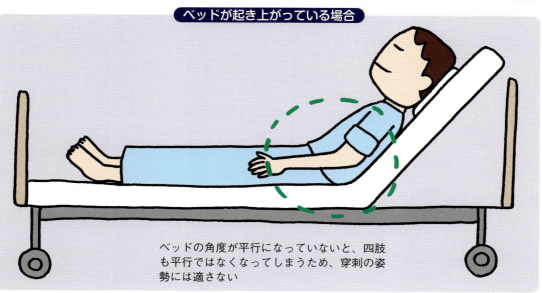

ベッドが起き上がっている場合

ベッドの角度が平行になっていないと、四肢も平行ではなくなってしまうため、穿刺の姿勢には適さない

❷ 患者さんの四肢の外転や伸展具合を調整

　四肢の外転が不足しているケースは、非常に多く見られます。患者さんが普通に寝た場合、四肢は体幹にほぼ平行に位置します。しかし、術者はベッドサイドという横からのポジションで穿刺をします。ここにギャップがあるわけです。

　たとえば、穿刺対象の上肢を、もうプラス10度外転してもらうだけで、劇的に穿刺しやすくなることがあります。

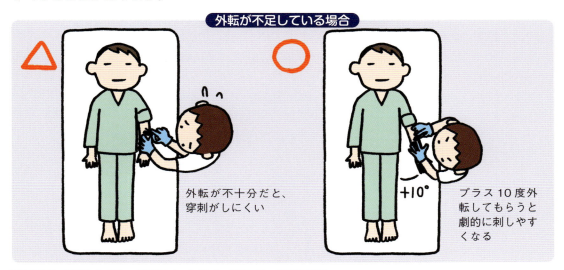

▐▐▐ 肘や手首など、関節の十分な伸展も大切 ▐▐▐

　肘や手首などの関節の十分な伸展も大切です。自然の肢位では軽く屈曲するのが普通ですから、実はこの時点で地面との平行が失われています。意識的に「過伸展」させるくらいのつもりで、ちょうどよくなるのです。

　よく行われるのは、肘や手首の下に枕や折り畳んだタオルを敷くといった対策です。十分に伸展を行うと、それだけである程度血管にテンションがかかり、後の項で解説する「血管の固定」（▶P.42）にも有利にはたらくというメリットもあります。

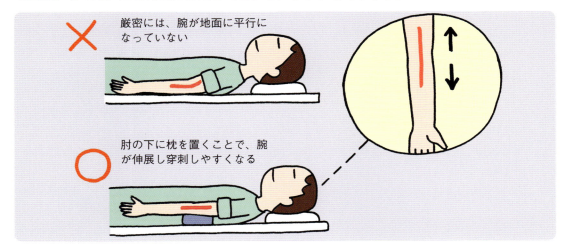

3 穿刺者側の姿勢の整え方

次に、穿刺者自身の姿勢のポイントを見ていきましょう。

▌▌▌患者さんの姿勢の修正に限界がある場合 ▌▌▌

この場合は、穿刺者自身が動いて、なるべく理想的な環境に近づける必要があります。ベッドが高く上げられないなら、術者はしゃがんで穿刺するほうがいいかもしれません。

ベッドの周りに置いてある医療器材が邪魔で、よい位置に陣取ることができないなら、その器材を邪魔にならないところに移動させましょう。

▌▌▌穿刺者の目線 ▌▌▌

血管に対して針を平行に刺入することが目標なのですから、血管に対してなるべく真正面から正対することが基本です。

そして、穿刺する血管の走行と、穿刺者の視線が一直線上になるように心がけましょう。

このポジショニングをすることで、目線のみならず、穿刺のフォームじたいが「いつもどおり」ですむようになります。

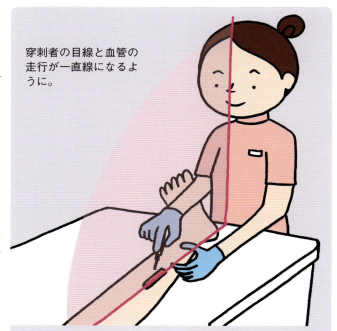

穿刺者の目線と血管の走行が一直線になるように。

わきを締めることが大切！

針の刺入時はわきを締めましょう！

これは、ルート確保の手技に限らず、スポーツでも芸術でも、からだを使う技術に際してはどんなときにもいわれることです。

わきを締めることで、刺入時に使う筋肉の力が余計な方向に逃げずに、力を入れた分だけ正しく針先に到達します。

また、針先端のブレを減少させ、刺入方向の安定性を高めることもできます。

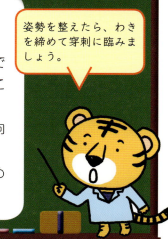

姿勢を整えたら、わきを締めて穿刺に臨みましょう。

PART 2

穿刺の基本

[実技1] 穿刺する部位を決めよう

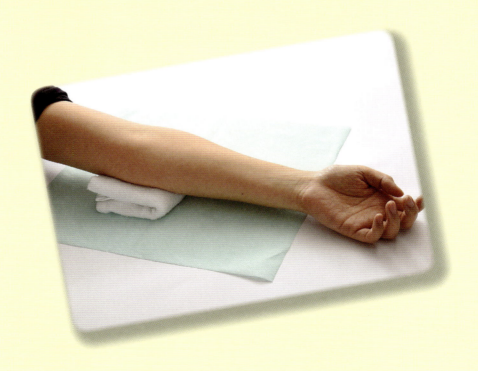

| 穿刺の流れ |

駆血から穿刺まで

ここで、穿刺するときのポイントと一連の流れの全体像を確認しておきましょう。そのあとに、詳しい解説をしていきます。

1 穿刺する患者の血管が、水平になるように腕を出してもらう。

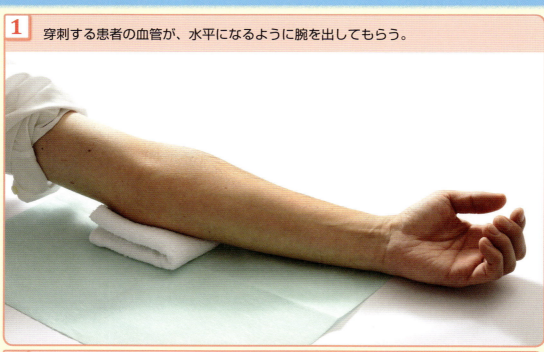

2 肘関節の直上を駆血し（▶P.32）、親指を中にして軽く手を握ってもらう。

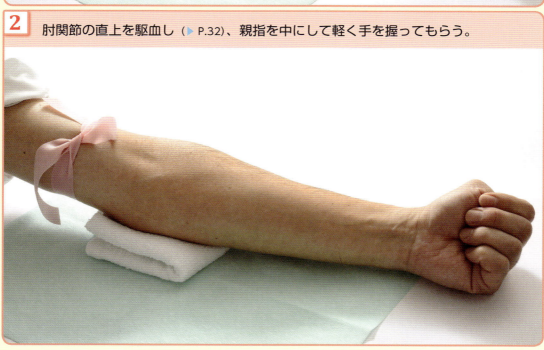

3 血管の走行を指で触れて確認する。

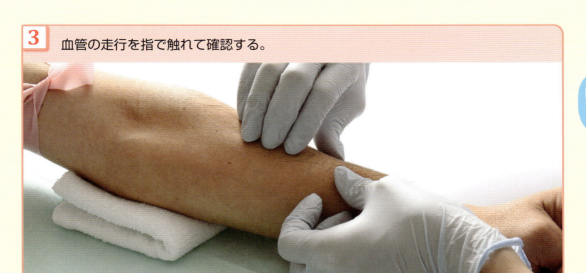

4 刺入部手前まで十分に消毒する（▶P.38）。

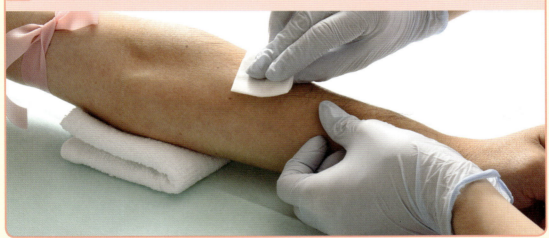

5 血管の頂点を探す（▶P.46）。

6 穿刺箇所を決め、針を持つ。

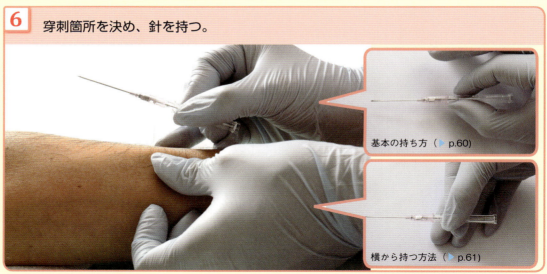

基本の持ち方（▶p.60）

横から持つ方法（▶p.61）

7 角度をつけて穿刺（▶P.64）。穿刺の目的や状況に応じて角度を調整する。

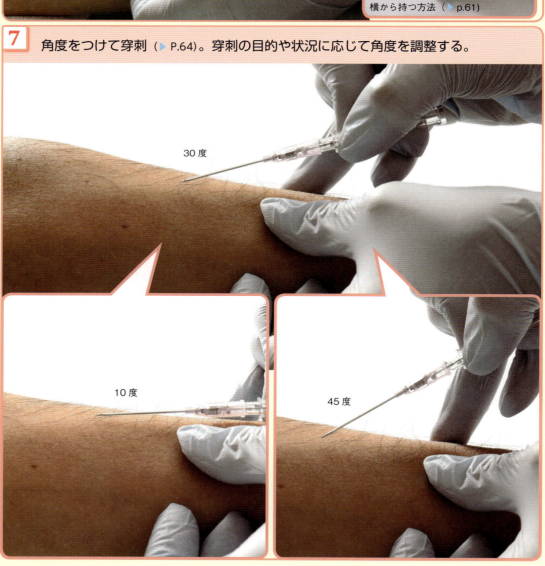

30度

10度

45度

8 逆血を確認する（▶P.70）。

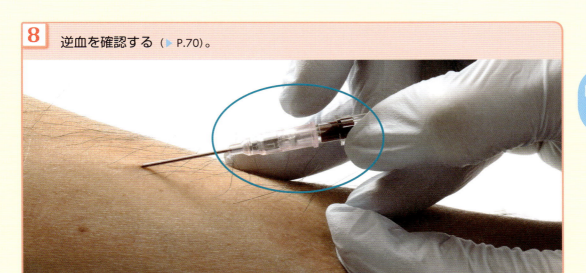

9 穿刺針を十分寝かせて進める（▶P.76）。

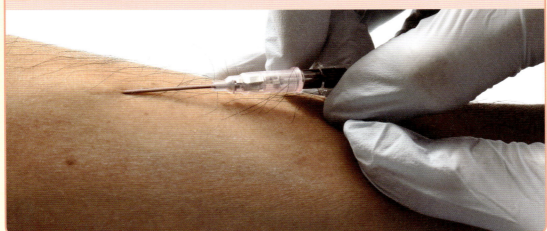

10 外筒が十分に入ったら、内筒を引き抜く（▶P.81）。

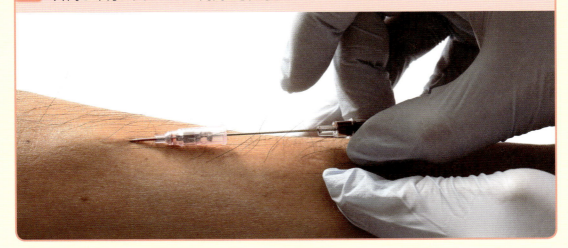

STEP 6 駆血

駆血とは、駆血帯などで皮膚上から血管を怒張させることです。
駆血帯で圧迫すると、静脈の心臓に戻る血流が遮断されるため、静脈内の圧が上昇して静脈が鬱血します。こうして血管が浮き上がり、穿刺がしやすくなります。

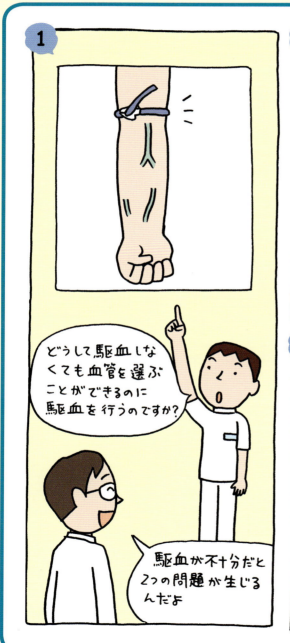
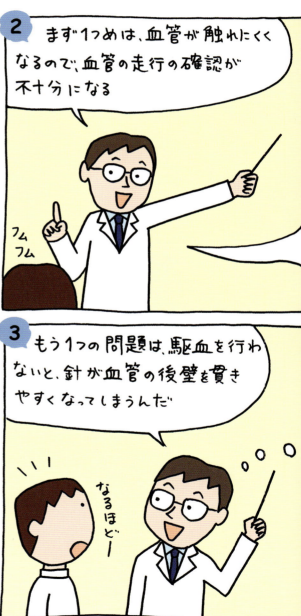

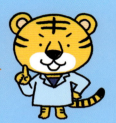

きちんと駆血することで、穿刺の成功率が高まります！

駆血を行う理由とその方法

●駆血が必要なのはなぜ？

「駆血」は、肢を締めることで末梢に血液を鬱滞させ、血管を怒張させる作業です。**適切な駆血により、血管の存在や走行の確認が容易になるほか、穿刺じたいの成功率も高まります。**

●駆血が不十分だと2つの問題点が生じる

駆血をきちんと行わないと、2つの問題点が生じます。

1. 血管が触れにくくなるので、走行の把握が不十分になる

すでに解説したステップ4「血管の選択」（▶P.14）は、駆血しないで選ぶことができれば楽ですが、「どうも困ったな」というときには、駆血して血管を怒張させてから、改めて評価を行いましょう。もちろん、血管探しに時間がかかった場合は、そのまま穿刺に移行すると腕がしびれてしまうので、本穿刺の前にいったん駆血を緩めて適宜休憩させるなどの工夫をしてあげてください。

2. 針が、後壁を貫きやすくなってしまう

特に、針が太いとき（具体的には20G以上）には、突き破るときの抵抗が大きくなります。このときに血管が押しつぶされてしまうと、前壁と同時に後壁も貫いてしまいやすくなってしまうのです。

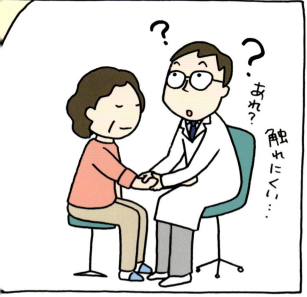

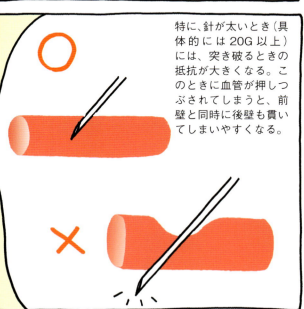

特に、針が太いとき（具体的には20G以上）には、突き破るときの抵抗が大きくなる。このときに血管が押しつぶされてしまうと、前壁と同時に後壁も貫いてしまいやすくなる。

駆血を行うときの注意点

それでは、駆血を行うときの注意点を見てみましょう。以下のポイントが挙げられます。

1 駆血の強さに注意する

強すぎる駆血は、動脈の血流を遮断してしまうので、かえって血管のハリを失わせてしまうことがあります。

また、患者さんの苦痛にもつながります。原理的には、拡張期血圧と収縮期血圧の間に、最も適切な駆血圧があるとされています。

イメージ的には、ゴムにまったくテンションをかけずにピッタリ巻いた状態から、3～5cm程度引き伸ばした位置でクリッピングすることで良好な駆血が得られることが多いです。一般論として簡単にいってしまえば、"やせている人は弱めに、太っている人は強めに"駆血すると思っておくとよいでしょう。

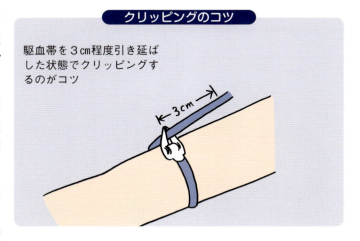

クリッピングのコツ

駆血帯を3cm程度引き延ばした状態でクリッピングするのがコツ

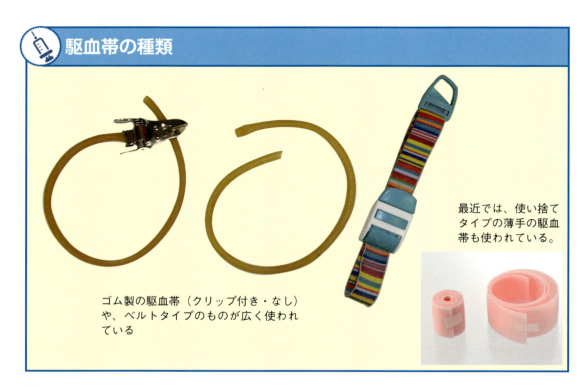

駆血帯の種類

ゴム製の駆血帯（クリップ付き・なし）や、ベルトタイプのものが広く使われている

最近では、使い捨てタイプの薄手の駆血帯も使われている。

前腕の穿刺の際に最もポピュラーな駆血の場所は、肘関節の直上だと思いますが、この部位には意外な落とし穴があります。すなわち、上腕動脈が橈骨動脈と尺骨動脈へ移行する過程で、動脈が表面付近を走っていることが多いので、「強すぎる駆血」になりやすいのです。
　やせている患者や高齢の患者では、特にこの傾向が強いので、駆血の強さを意識的に弱めにする（ゴムの引き伸ばしを2～3cm程度にする）といいと思います。

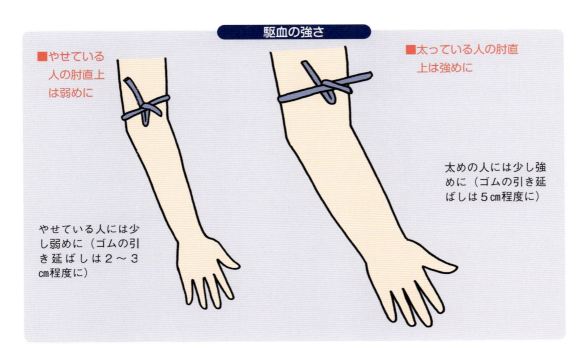

ADVICE by とらますく
赤ちゃんに穿刺する必要がある場合

　採血などで、赤ちゃんや、小児に穿刺する必要がある場合には、成人同様に肘静脈が使用されますが、新生児や乳児では血管が細すぎて、採血は困難です。そこで、毛細血管からの採血を行います。

　具体的には足底の内側部、踵部には毛細血管が豊富なので、ここを穿刺して小さな傷をつけ、周囲を圧迫してにじみ出てきた少量の血液を検査に提出します。ほかにも耳たぶや、指先で同様の手法を行うこともあります。

　大腿静脈や外頸静脈からの採血も考えられますが、神経損傷などの合併症リスクに敏感である必要があります。

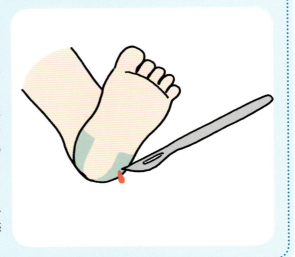

2 駆血の部位をずらしてみることも有効

　高頻度ではありませんが、表在静脈が遮断されても血流が交通枝を通って深部静脈に逃げてしまうと、駆血が不十分になることがあります。

　対策としては、駆血を強めにして深部静脈血流まで十分に遮断することが考えられますが、前述のとおり、動脈も駆血されやすいケースでは逆効果になりますので注意してください。

　より一般的な対応としては、駆血部位を穿刺部近傍にずらすということがあります。すなわち、表在静脈が深部静脈へ交通して流入する前で駆血するというわけです。特に有効性が高いのは前腕部の静脈で、平素の駆血部位である肘窩の直上での駆血の効果がイマイチのときは、末梢側に駆血部位をずらして観察しなおしてみるといいでしょう。

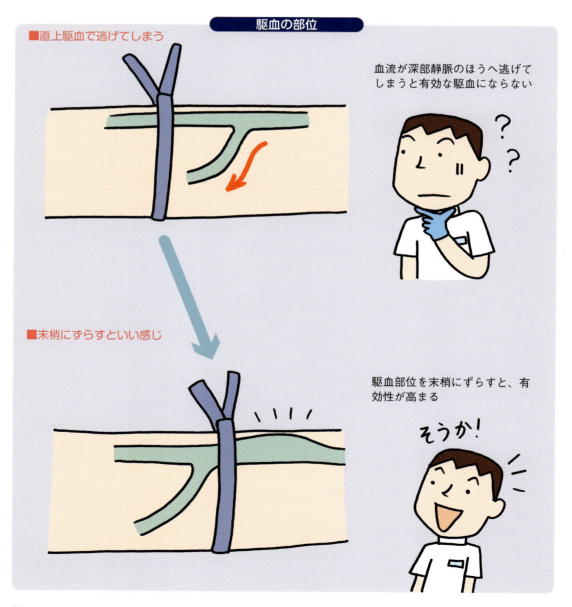

駆血の部位

■直上駆血で逃げてしまう

血流が深部静脈のほうへ逃げてしまうと有効な駆血にならない

■末梢にずらすといい感じ

駆血部位を末梢にずらすと、有効性が高まる

そうか！

3 血管を怒張させる方法

駆血したあとに、さらに血管を怒張させるために穿刺予定部位付近をペチペチと指で叩く人がいます。この行為は、血管を怒張させるという目的ではほとんど効果がないうえ、むしろ周囲の組織を発赤・腫脹させて、血管の視認性を悪くするだけです。何より、「叩く」という苦痛を無駄に患者さんに与えています。

良好な駆血がされていれば、基本的には軽く手を握るだけで十分であることを頭に入れておきましょう。不十分だと思った場合には、皮膚を叩くのではなく「手をグーパーグーパー」とさせてください。これこそが確実に効果のある正しい方法です。「グーパー」もせいぜい3回までで十分です。それ以上は意味がありません。

もし自力で「グーパー」ができない患者さんの場合は、手のひらをゆっくり揉んで、マッサージするように血液を送り出してやることで代用します。

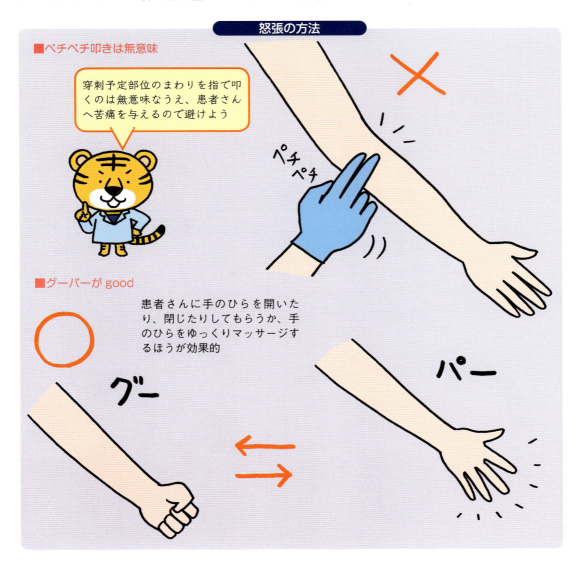

怒張の方法

■ペチペチ叩きは無意味
穿刺予定部位のまわりを指で叩くのは無意味なうえ、患者さんへ苦痛を与えるので避けよう

■グーパーが good
患者さんに手のひらを開いたり、閉じたりしてもらうか、手のひらをゆっくりマッサージするほうが効果的

STEP 7 消毒

穿刺部の消毒が不十分だと、感染を引き起こす原因になるので、軽視できない重要なプロセスの1つです。
消毒は、穿刺部だけでなく穿刺部の手前まで十分に行いましょう。

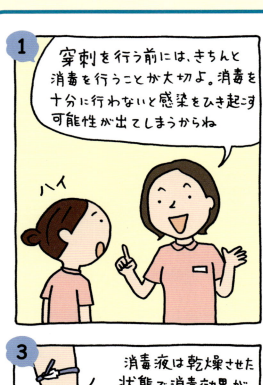

1. 穿刺を行う前には、きちんと消毒を行うことが大切よ。消毒を十分に行わないと感染をひき起こす可能性が出てしまうからね

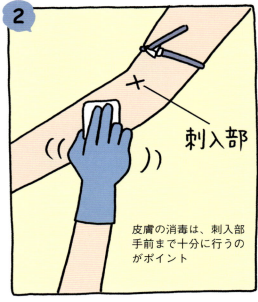

2. 皮膚の消毒は、刺入部手前まで十分に行うのがポイント

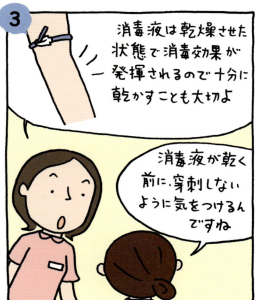

3. 消毒液は乾燥させた状態で消毒効果が発揮されるので十分に乾かすことも大切よ

消毒液が乾く前に、穿刺しないように気をつけるんですね

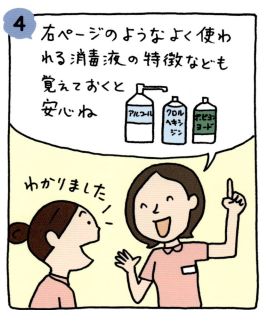

4. 右ページのようなよく使われる消毒液の特徴なども覚えておくと安心ね

わかりました

《おもな消毒薬》

アルコール
- コストが安く、広い抗菌スペクトルをもつ、最も一般的な消毒薬。
- 速乾性に優れ、消毒後にすぐに穿刺に移ることができる。いっぽうで、持続性に乏しいので、消毒後に長時間放置することはできない（そのようなことは通常あまりないが）。
- 唯一、芽胞（一部の細菌が形づくる、きわめて耐久性の高い細胞構造のこと）には有効性がないので、実際の効果のほどは定かではないが「芽胞をふき取る」という意識をもって、皮膚をこするように使用する。
- ただし、あまりに強くこすると皮膚が発赤して、血管の視認性が悪くなるので、ほどほどに。

クロルヘキシジン
- アルコール綿が使用不可の患者さんに対して使用する。
- コストがアルコールよりも高いのが欠点だが、速乾性・持続性ともに優れている。
- 皮膚への刺激性が少なく、発赤をきたしにくいこともメリット。
- アルコールと同様、芽胞には無効。

ポピドンヨード
- 末梢ルート確保で使うことはほとんどない。ルート確保が血液培養の採取も兼ねるときに使用する施設があるくらいである。
- 特徴としては、速乾性に乏しいので消毒後に乾燥するまで十分に待たなければならない。湿ったまま次の行程に移ってしまっている光景をよく見かけるが、誤りなので気をつけよう。
- 持続性は非常に優れている。
- 消毒を行った範囲がわかりやすい、一部の芽胞にも有効であるといった点も長所に挙げられる。

効果的な消毒のしかたとは

●感染を防ぐために消毒はきちんと行おう

駆血して、穿刺部位も決まれば、いよいよ消毒です。穿刺部の消毒が不十分であると、蜂窩織炎（皮膚軟部組織に好発する進展性の化膿性炎症）や菌血症（本来無菌である血液中に細菌などの微生物が存在する状態）をはじめとする感染の原因となります。

場合によっては、これは生命にかかわることですから、軽視することのないようにしましょう。

●感染消毒薬は十分に乾燥させてから穿刺する

多くの消毒薬は、乾燥させた状態で消毒効果が発揮されます。ですから、**一度消毒したら、むやみに穿刺部位には触れず、十分に乾燥させてから穿刺する**べきです。

PART 2 穿刺の基本［実技1］穿刺する部位を決めよう

各種の消毒薬の特性を知り、使い分けができるようになりましょう！

STEP 8 脱　力

消毒まで終えたらいよいよ穿刺にとりかかります。
ただし、その前に適度な「脱力」を心がけましょう！

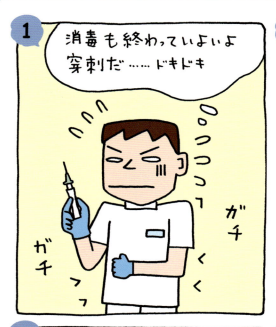
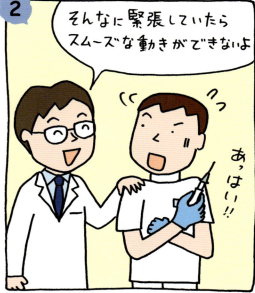
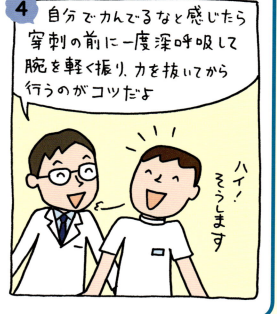

穿刺の前には適度な脱力を

●腕や手に余計な力をかけず、なおかつ繊細な感覚は大切に

　板前さんが、魚を包丁でさばいて刺身にする姿を思い浮かべてください。彼らの腕や手先をはじめとするからだの動きに、「無駄な力み」はありません。力をかけるところには、必要なだけの最低限の力をかけ、力をかけるべきでないところは自然の流れや摂理に身を任せます。

　ルート確保も同様です。皮膚に針を通し、先にある径数 mm の血管の中に針先を入れる行為は、薄い刺身をつくるのと同様に繊細な行為なのです。

　必要以上に力が入ってしまうと、指先から伝わってくる微妙な感覚に鈍感になってしまいます。今後、針が血管の前壁を貫いた感触、外筒が血管壁を乗り越えた感触など感じるようになってきます。これは患者さんの肉体側から穿刺者に対する貴重な情報源です。これらの感覚は本当に繊細なので、「点字」を触るときのようにソフトタッチするつもりでいて、はじめて伝わってくるものなのです。

　もちろん、力をしっかりかけなければならないポイントもありますし、ゆでダコのようにグニャグニャな柔らかさでやればいいわけでもありません。まさに板前さんの姿を念頭に置いて、無駄な力みだけを排除するように心がけてください。

●穿刺にとりかかる前に少しだけ立ち止まってみよう

　初期のころはメンタル的に自信がもてないのはだれもがそうですが、それは多くの場合、余計な力みにつながっているものです。メンタルをすぐに改善することは難しいかもしれませんが、「脱力」は、直前にちょっと意識するだけで簡単に補正をすることができます。

　穿刺にとりかかる直前に、少しだけ立ち止まってみてください。

　針を持つ手がガチガチに固まって、肩（もしくは肘(ひじ)）から手先が棒のようになっていませんか？　針を持つ側の手だけではありません。血管の固定を行う、もう片方の手も同様です。

●深呼吸して腕を軽く振って脱力

　「あ、力んでいるな」と思ったら、**一度深呼吸をして、固まっている腕を軽く２、３度ブンブンと振ってください。**これでいい具合に力が抜けるはずです。

　近年は感染対策の観点から、末梢(まっしょう)ルート確保くらいの手技であっても、術者には手袋の着用が義務づけられています。これは、指先の微妙な感覚を感じるという点では、残念ながら少々不利になってしまいました。

　それだからこそ、よりいっそうの「脱力」の意識が重要になったといえるでしょう。

PART 2　穿刺の基本［実技1］穿刺する部位を決めよう

> 穿刺の前は、脱力を心がけましょう！

STEP 9 固 定

さあ、再び格言の出番です。「三四に固定」は、血管の固定を表しています。
単に格言に入れているだけでなく、「三四」と2つの数字を割り当てているのは、それだけ特に重要度が高いからです。

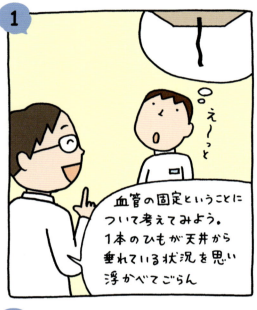
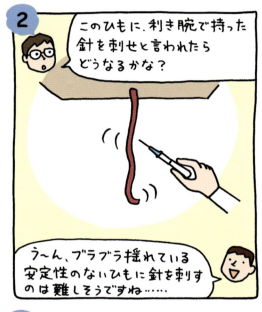
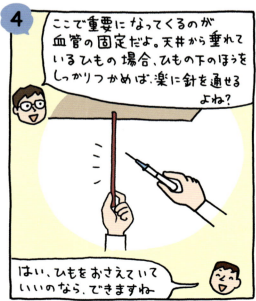
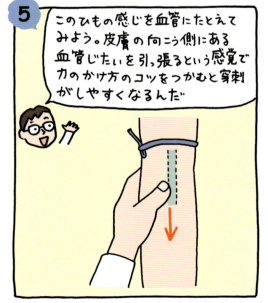

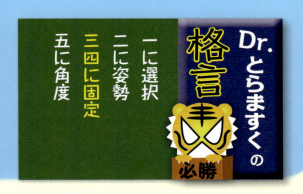

血管を固定するってどういうこと？

●穿刺の初心者にとっての最初の難関が血管の固定

穿刺初心者のころは、特にこの「血管の固定」が、皆おしなべてうまくできないので、固定の瞬間だけは「**一に固定、二に固定、三四に固定、五に固定**」と唱えるように変えてもいいくらいと思ってください。

一本のひもが天井から垂れている状況を思い浮かべてください。このひもに、利き腕で持った針を突き刺せと言われたらどうなるでしょうか。ブラブラとして安定性のないひもに、針を突き刺すのは至難の業です。針が突き当たった瞬間、柳に風とばかりにクネクネと形を変えて、針が刺さらない様子が想像できると思います。

血管は、組織の中に埋め込まれていますから、空中にぶら下がっているひもよりは状況はマシに思えます。しかし、血管周囲の組織が疎な高齢者や、逆に血管壁の強い（ひもじたいが固く針が通りにくい）若年者では、似たような状況になるのです。

そこで、特に重要になってくるのが、「**テンションをかけて固定する**」というやり方です。ぶら下がっているひもだったら、下端を片手で持って下に引き、ひもをピンと張らせれば、ひもは針から逃げません。血管も同様です。

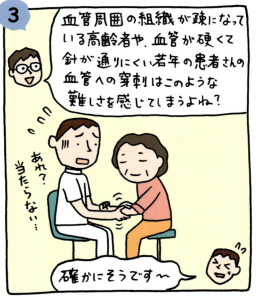

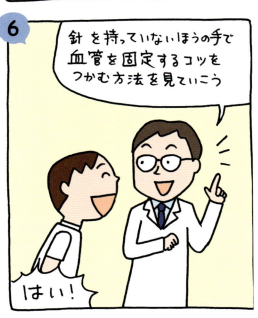

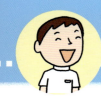

血管を固定させる基本フォーム

① 血管じたいを引っ張るイメージでしっかり押さえる

　血管(および皮膚)を固定するためのフォームは、術者によってバリエーションがありますが、まず、最もスタンダードかつ万能のものを示します(右ページ参照)。

　基本的には、このやり方さえ身についていればどんな血管にも対応できるはずなので、余計なことを考えずにこれを覚えてください。

‖‖ 引っ張る強さは「それなりに強く」‖‖

　血管じたいを引っ張る強さは「それなりに強く」です。皮膚がたるまずにピンと張るようにするぐらいなら初心者でも皆やっているのですが、おしなべて血管にテンションがかかるほどには引っ張る力が強くなく、失敗の原因になっていることが多いです。

‖‖ 引っ張る方向は「真下」‖‖

　そして、引っ張る方向は「真下」を意識します。多少は固定に使っている手の側に向きが寄ってもかまいませんが、テンションをかける方向が横方向すぎると、皮膚は張っているように見えても血管にはテンションがかかっておらず、有

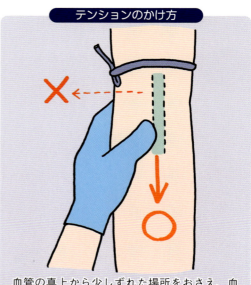

テンションのかけ方

血管の真上から少しずれた場所をおさえ、血管を引っ張るイメージで横方向ではなく下方向を意識して引っ張る

ADVICE by とらますく
血管を押さえる場所について

　「血管じたいを引っ張る」という観点からは、押さえる場所は血管直上が理想的なのですが、それは、2つの問題点を抱えています。

　1つは、やはり穿刺針の邪魔になるということです。針が前壁を貫いたあとに「針を寝かせて進める」という行程がありますので、針が寝かせられるスペースがないというのは不都合です。

　もう1つの問題は、血管直上、つまり血管そのものを押さえつけてしまうと、静脈に還流してくる血流を遮断(しゃだん)してしまうことになり、せっかく駆血(くけつ)によって怒張(どちょう)させたはずの血管が虚脱してしまいます。少しズレたそばをおさえて、完全には血管をつぶさない状態を保つことで、穿刺に十分な内腔を確保することができます。

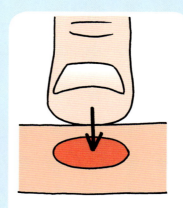

直上を押さえると還流血流が遮断される

効な固定となりません。やはりこれも初心者に多い失敗の1つです。

いずれにせよ、「血管じたいを引っ張る」というイメージさえもっていれば、前述のポイントはクリアできるはずです。

あまりにギリギリと強く引っ張りすぎると、それはそれでやはり血管の内腔をつぶして不利になってしまうのですが、初心者のうちは力が弱すぎることのほうが問題であることがほとんどです。とりあえずは強めに引っ張ることに重点をおいて、そこから経験を積みながら余分な力を除いていくスタンスでよいと思います。

以後、血管を固定させる手順を、右利き、すなわち針を右手で持つ場合で説明します。左利きの方は、左右を反転させて読んでください。

血管を固定させる方法

1

針を持たないほうの手（左手）の第1指で、穿刺点の3〜5cm程度下方、そして血管直上からはギリギリずれるように血管のすぐ左側を押さえる。

そして、「血管じたいを引っ張る」イメージで、それなりに強く真下にテンションをかける。

■基本のフォーム

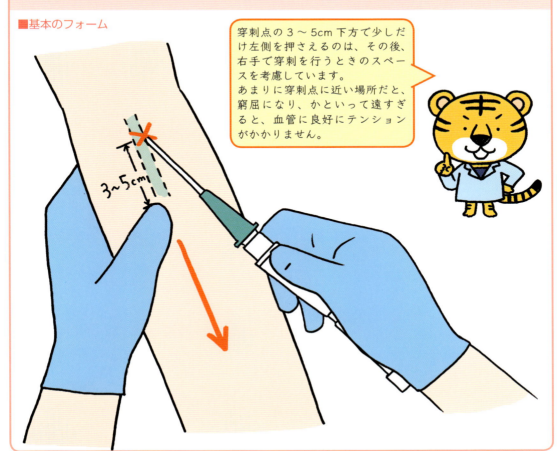

穿刺点の3〜5cm下方で少しだけ左側を押さえるのは、その後、右手で穿刺を行うときのスペースを考慮しています。
あまりに穿刺点に近い場所だと、窮屈になり、かといって遠すぎると、血管に良好にテンションがかかりません。

2 　血管をきちんと固定したら、いよいよ穿刺する場所に本格的に照準を合わせます。針を持つ前の右手の第2指で血管を触診し、刺入部近傍の血管頂点を確認しましょう。

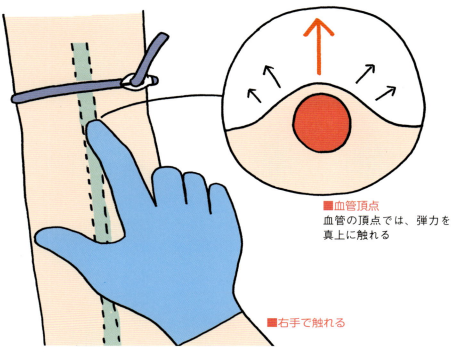

■血管頂点
血管の頂点では、弾力を真上に触れる

■右手で触れる

ここから、大きく分けて2通りの方法があります。

[パターン1] 穿刺点を見失わないように凝視し続ける

1つめの方法は、上記のように血管頂点を同定したら、特徴的な黒子や毛穴を目印にして、目を決してそらさずに凝視し続け、穿刺点を見失わないようにします。

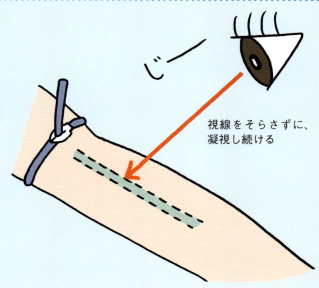

視線をそらさずに、凝視し続ける

ADVICE by とらますく
目印をつけてしまう手もある！

少し邪道ですが、血管頂点を確認したら、爪で軽く痕をつけて目印にするという方法があります。
皮膚に凹凸ができると感染のリスクが上がってしまうとされているため、表立って推奨はできませんが、一応選択肢としてはもっておいてもいいと思います。

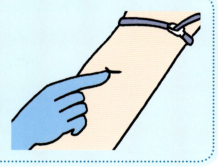

［パターン 2］　左第 2 指で目印を押さえる

2つめの方法は、左手の第 2 指で同じ場所を触れて再確認します。そして、そのまま左第 2 指で血管頂点を感じながら目印にしつつ、穿刺を行います。このとき、左第 1 指によるテンションの力が弱まってしまいやすいので気をつけましょう。

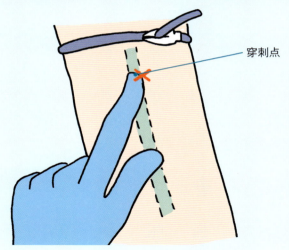

穿刺点

以上の2つは好みで選んでかまいません。筆者個人的には穿刺点の空間が広く確保できるパターン 1 を採用していますが、パターン 2 も凝視の必要なく血管を確実に感じながら穿刺ができますし、以後のほかの手技への応用性にも優れています。

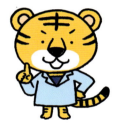

どちらの方法も、まずは、血管の頂点を指で感じ取ることが大切です。

2 皮膚から血管までのズレに注意！

穿刺点に照準を合わせる際に注意が1つあります。それは、皮膚の穿刺孔と、血管の穿刺孔の間には、下図のようにけっこうなズレが生じるということです。

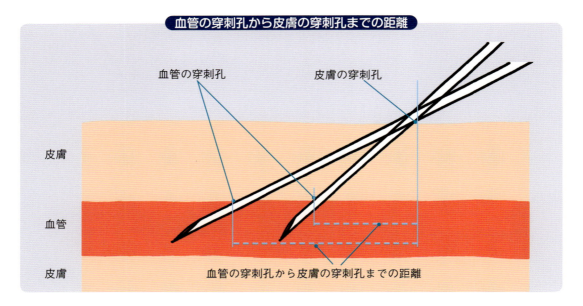

ですから、前述のように「この直下にあるはず」と確認した血管頂点に到達するには、その触れたポイントから数mm程度手前から穿刺する必要があるということになります。

また、深さの変化する血管では、穿刺部位によって適度な穿刺角度が異なってくるため、血管の深さに合わせて調節する必要があります。

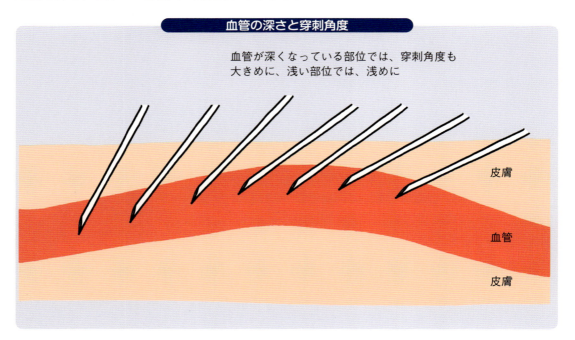

穿刺角度は血管の深さに応じて調整しよう

　下の図は、末梢血管のエコー像ですが、図❶では皮膚から1mm程度に血管が位置しています。いっぽう、図❷の例では、なんと皮膚から6.5mmという深い位置を走行しています。当然、血管が深いほど、皮膚から血管までのズレは大きくなり、「この直下に血管があるはずなのに、とらえられない」という原因の1つになります。

　想定される血管の深さに応じて針の穿刺角度も適宜調整が必要で、これについてはあとの章で解説します（▶P.62）。ただし、もし穿刺角度を最も一般的な30度と仮定すると、三角形の辺の比から計算すると、深さ1mmの例では約2mm手前、深さ6.5mmの例では約11〜12mmも（！）手前から穿刺して、ちょうどよいということになるのです。

　実際には、血管が深いからといって11〜12mmも手前から刺すことはあまりしません。その場合は、穿刺角度を急にするのが一般的な対応ですが、それでも「数mm」手前から穿刺することが適切だということがわかるでしょう。

図❶

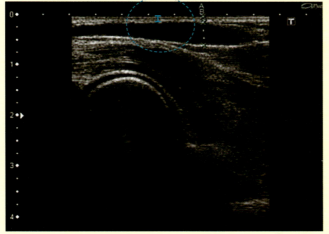

©yanchang

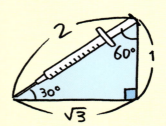

図❷

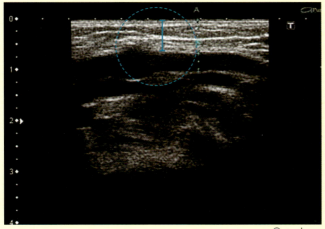

©yanchang

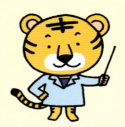

三角形の辺の比で計算してみましょう。

3 その他のバリエーション

本章の「固定」から、次章以後の「針の持ち方」（▶P.58）などは、術者によってかなりバリエーションがあります。

ここでは、その代表的なものを2つ紹介します。ただし、前項までで説明した内容で、基本的にはオールマイティに対応できるはずです。初心者のうちは、フォームのバリエーションを見て、かえって目先がチラついて自分のフォームがブレてしまうことのほうが、害が大きいと思います。

あくまで「基本フォームが固まってきて、余裕が出てきたら試してみる」とか、「そういった刺し方の原理を理解しておく」というつもりで目をとおしてください。

右手（針を持った手）の第4、5指でテンションをかける方法

パッと外から見ただけでは、なかなかわかりにくいのですが、このやり方をしている人は意外と多いです。

針は通常、右手の第1、2指で持ちますから、右手の残りの指は空いています。このとき、これらの指、特に第4、5指を利用して、右側からテンションをかけます。右手の動きの自由度が下がるので、穿刺に慣れるには多少の熟練が必要です。

左手の第1指と組み合わせてより強力なテンションをかけたいときに有効です。または、左手の固定だけだとどうしてもやや皮膚が左側に引っ張られる傾向にあるため、それを嫌って両側からテンションのバランスを取りたいときに、軽く行うといい具合です。

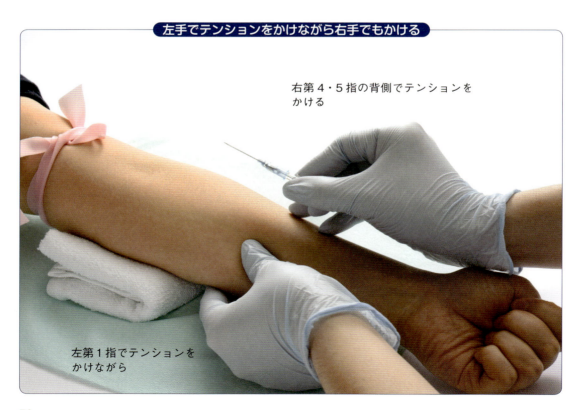

左手でテンションをかけながら右手でもかける

右第4・5指の背側でテンションをかける

左第1指でテンションをかけながら

左手の第1、2指で血管を間にはさむ方法

　大胆にも左第1指で、穿刺点の下方からテンションをかけるというセオリーからは外れる方法です。左手の第1、2指で穿刺点近傍の血管を両側からつまむようにはさみ、左右へ逃げるのを防ぎます。

　なお、このやり方を採用する場合、左手では血管および皮膚へのテンションがかけられませんので、前述の「右手の第4、5指でテンションをかける方法」が必須になります。このはさむやり方は、見た目はいかにもうまくいきそうな雰囲気なのですが、右手のテンションを加えるということも知っていないと、まるでうまくいきません。

　また、どんなシチュエーションでも使える方法というわけでもありません。血管が浅く細い場合は、この「つまむようにはさむ」行為じたいによって、穿刺点付近の血管がつぶれてしまいます。太く、壁がしっかりしている血管限定で適応になると考えてください。

左手で血管をはさんで右手でテンションをかける

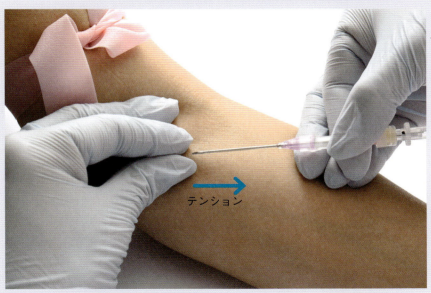

このとき、右の第4・5指でもしっかりテンションをかけていないとうまくいかない

テンション

左第1・2指で穿刺点近くの血管をつまむようにはさむやり方

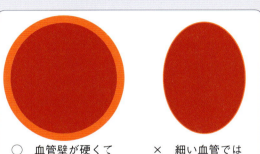

○ 血管壁が硬くて太い血管で有効　　× 細い血管ではつぶれてしまう

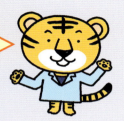

血管が浅くて細い場合は、はさむことによって血管がつぶれてしまうので、患者さんの血管をよく観察して使い分けよう。

ADVICE by とらますく

左第2指の使い方

◆左指を添える

基本フォームでは、血管頂点を探る左第2指は、プニプニと真上から軽く触れるだけです。この左第2指の力の使い方にもいくつかバリエーションがあります。

1つは、左側から血管に指を沿えて、左側へ血管が逃げるのを防ぐ方法です。右側への逸脱は必ずしも防げないので、やはり左第1指や、右第4、5指によるテンションは変わらず必須です。

穿刺点付近が指で隠れないので、人によっては、こちらのほうが目印にしやすいかもしれません。左第2指の少し右側を穿刺することになります。

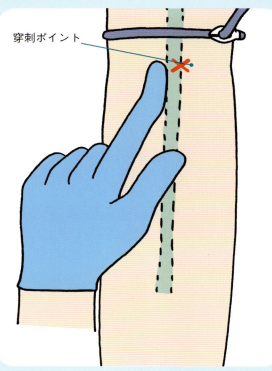

穿刺ポイント

◆押さえつける（血管怒張）

もう1つは、血管を真上から触れるのですが、軽く触れるだけでなく、強めに押さえつけてしまうという方法です。

これによって、その部位の固定性は増すので、確かに血管は逃げにくくなります。また、ピンポイントで血流を遮断するため、より良好な血管怒張を期待できるという面もあります。

ただし、これらのメリットを享受できるのは、やはり血管が太く、壁がしっかりしているとき限定です。細く貧弱な血管では、広範囲に血管がつぶれてしまい、かえって穿刺しにくくなります。

PART 3

穿刺の実際
[実技2] 実際に穿刺してみよう

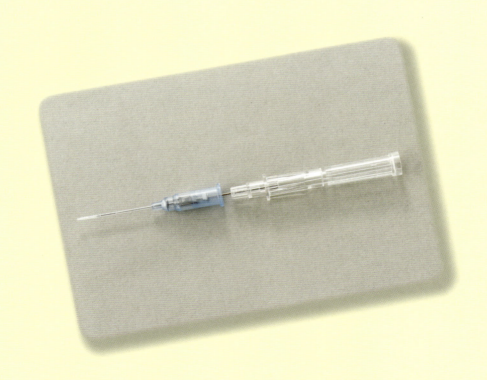

STEP 10 針の選択

針の太さはG（ゲージ）という単位で表され、それぞれに合った使用法や注意点があります。適切な針を選択することは、患者さんの負担を減らすことにつながります。

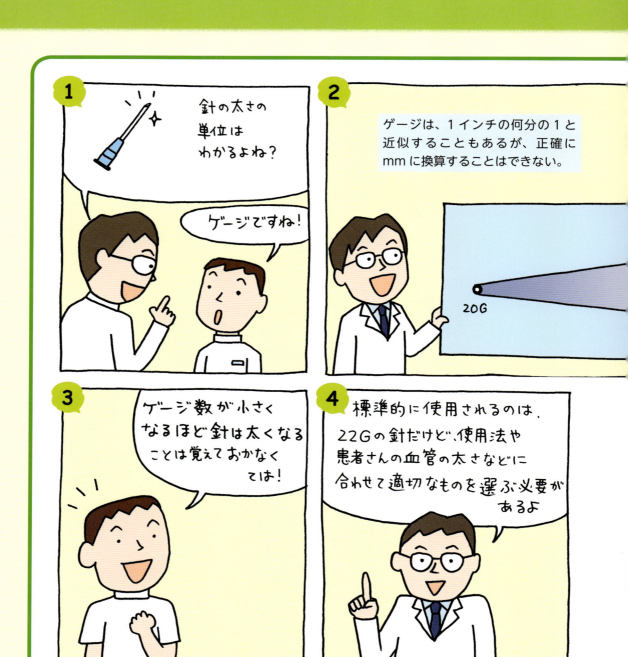

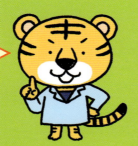

よく使う針の太さや特性を知って、適切なものを選択できるようにしておきましょう。

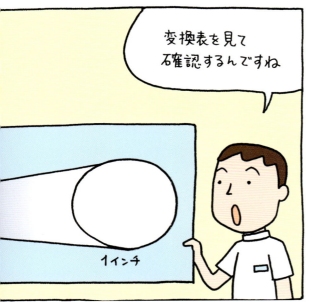

変換表を見て確認するんですね

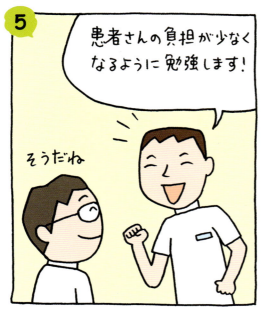

⑤ 患者さんの負担が少なくなるように勉強します！

そうだね

ゲージとフレンチって？

針の太さに使われる「G（ゲージ）」という単位は、最初のころはあまり聞きなれないと思います。

この G の正式名称は、Birmingham Wire Gauge（または Stubs Iron Wire Gauge）で、その名前からわかるとおり、もともと鉄のワイヤーの太さを示すのにも使われていた、イギリス生まれの単位なのです。

この単位は mm などの数学的な単位との間に、正確な互換式がない独特なものです。もし対応する mm を知りたければ、下記のような変換表で確かめるしかありません。

「G」と同様に、医療現場で耳にする馴染みのない単位といえば、「Fr（フレンチ）」があります。

これは、注射針よりももっと太いカテーテル（導尿・経管栄養・気管内吸引など）の径を表す単位です。こちらは、フランス人の Joseph-Frédéric-Benoît Charrière が考案した単位なので、「フレンチ」と呼ばれています。1 Fr ≒ 1/3 mm に相当します。

《G 変換表》

G	mm
16	1.651
17	1.473
18	1.245
19	1.067
20	0.8839
21	0.8128
22	0.7112
23	0.6350
24	0.5588

PART 3 穿刺の実際 [実技2] 実際に穿刺してみよう

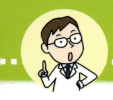
針の太さとそれぞれの特性

① よく使う針はしっかり覚えておこう

穿刺（せんし）でよく使われる針は、18G〜24Gのものです。それぞれの、用途や使用上の注意を把握しておきましょう。

⦀⦀⦀ 急速輸液や輸血に適した18Gの針 ⦀⦀⦀

18Gは、透析（とうせき）シャント穿刺や心臓外科手術時などの特殊な状況を除けば、普通に使用される針の中では最も太いものです。留置が成功すれば、そこからの採血も容易ですし、急速輸液はもちろん輸血も当然可能です。

ただし、そのぶん、穿刺時の疼痛（とうつう）はかなり大きくなります。また、血管がちょっとでも貧弱になると、もはや留置は困難です。

血管じたいはしっかりしたものがあるが、循環動態が不安定、ないしは不安定となることが予想される患者さんで、疼痛に対して感度が落ちている場合（麻酔中や意識障害時）などに適応があります

⦀⦀⦀ 救急外来や手術室でのルート確保には20Gの針 ⦀⦀⦀

20Gも、まずまず太い針です。かなりの急速輸液が可能であり、輸血も安定して可能です。造影剤の使用時にも、20G以上が望ましいとされています。

このように、留置することができれば、かなりの安心感・安定感があります。こうした特徴を踏まえ、救急外来や手術室でのルート確保などにおいて、高頻度に使用されます。

太さはかなりのものなので、穿刺痛の疼痛は比較的大きくなります。18Gとあまり変わらないくらいに痛いかもしれません。

施設によっては、20G以上の針で穿刺するときには、前もって極小針で穿刺点を局所麻酔する場合もあるくらいです。

特に、意識がしっかりしている患者さんに対しては、しっかりした血管を選択し、むやみに失敗しないよう配慮してあげましょう。

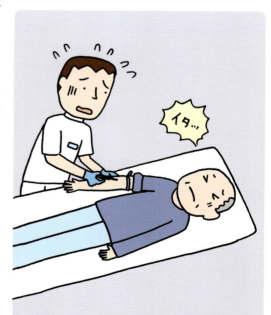

針の太さによって、穿刺時の痛みも変わってくる。特に意識がはっきりしている患者さんの、血管選びは慎重に！

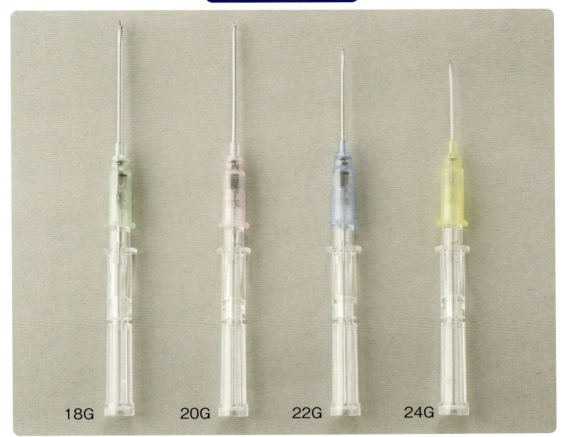

針の太さの違い

▐▐▐ 患者さんの苦痛が少なく、標準的に使用される22Gの針 ▐▐▐

　22Gは、最も標準的な針です。ある程度の速い速度で輸液ができ、輸血もいちおう可能な太さです。

　そして、20G以上の針に比べ、穿刺痛の疼痛がだいぶ軽減されます。「ただの採血の針(23G)よりは、ちょっと痛いかな」というくらいです。

　よっぽど細くない血管であれば留置することが可能なので、病棟では最も出番が多いはずです。救急外来では20Gの使用が理想的とされていますが、循環動態的に緊急性に乏しい場合は、患者さんの苦痛も考慮して、22Gもしばしば使用されます。

▐▐▐ 血管の細い患者さんに適した24Gの針 ▐▐▐

　24Gは、一般的にルート留置に使われる範囲内では最も細い針です。小児では、標準的な太さになります。急速輸液が難しく、輸血も不可能です。また、早期に詰まりやすく、薬剤に粘稠性がある場合も不向きです。

　ただし、かなり細い血管にも入れることができますので、良好な血管のない高齢者で通常の維持輸液を行う場合などに活用されます。逆に、太くて硬い血管に対しては、むしろ刺さりづらいので、選択するべきではありません。

STEP 11 針の持ち方

血管の固定ができたら、針を持ちます。
針の持ち方にもいくつかバリエーションがありますが、オールマイティに通用する方法をまず会得し、余裕があれば別のやり方を試してみるといいでしょう。

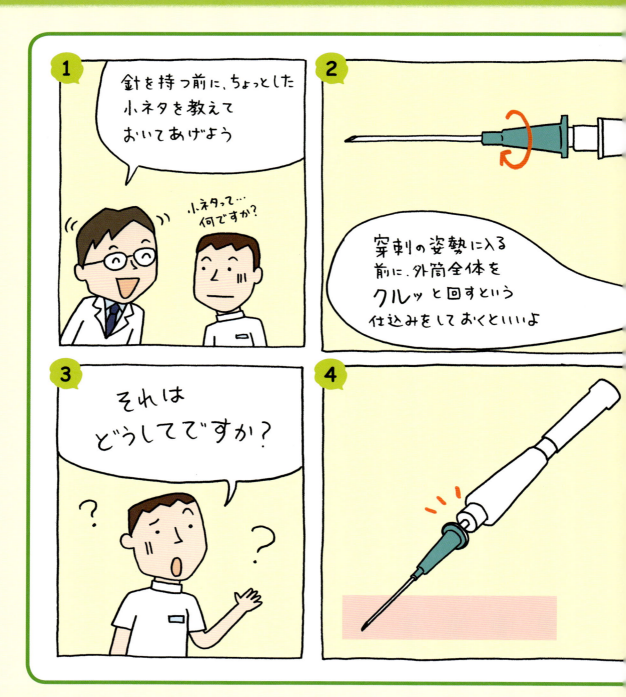

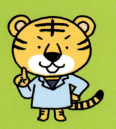

まずは、基本の持ち方を覚えましょう！

針を構える前のひと工夫

● **針を持つ前のひと工夫が、手技に役立つ**

　針の持ち方には、いくつかバリエーションがあり、次のページから解説していきますが、針を持つ前にちょっとしたひと工夫をしておくと、手技に有利になることがあります。

　それは、「**指をカテーテルハブ（接続部）の部分にかけ、外筒全体をクルッと回す**」という小技です。

　このハブの部分は、後ほどはずして外筒と内筒を分離するのですが、新品の状態だと意外と固くてやりにくいことがあるのです。最初の段階でハブをあらかじめ回転させて少しゆるめておけば、固い接続が解除されるため、分離が容易になり次の動作にスムーズに移ることができます。

　「回す」のではなく「実際に少し分離して、また戻す」というやり方もあるのですが、このやり方だと外筒先端部の損傷や、不潔のリスクも生まれてしまうので、推奨はされません。

PART 3　穿刺の実際　[実技2] 実際に穿刺してみよう

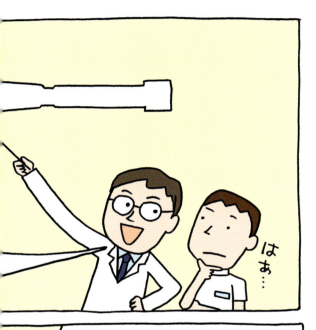

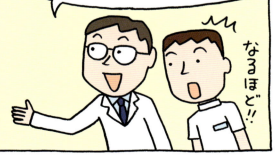

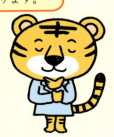

ちょっとした工夫で、手技がスムーズにできるようになります。

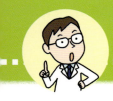

基本的な針の持ち方

① まずは、基本的なフォームを覚えよう

　基本的に、針は右手第1、2指、または右手第1、3指で把持します（以下、第1、2指で解説します）。机など平面の上に目線と平行に置かれた針を、左右から第1、2指でつまんで持ち上げ、カテーテルを側方から支持するフォームが最もオーソドックスです。

　カテーテルハブ（接続部）が不潔になるのは望ましくありませんので、この部分には触れずにお尻側を持つようにしてください。

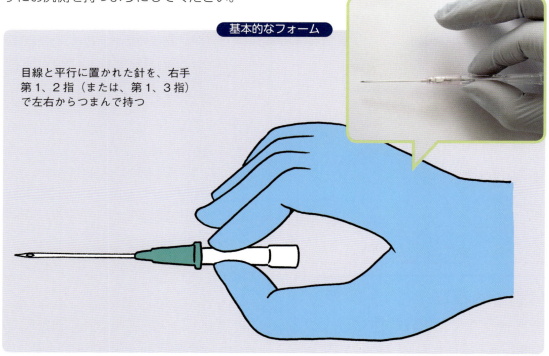

基本的なフォーム

目線と平行に置かれた針を、右手第1、2指（または、第1、3指）で左右からつまんで持つ

基本的なフォームが大切な理由

　基本的なフォームは、適切な脱力をともなっていれば、針先から伝わってくる繊細な感覚を最も得られやすい形です。第1指と第2指で形作られた円を窓にして、逆血の確認もできます。

　そして、針を寝かせる状況にたいへん相性がよいことも特徴です。後の「外筒を入れるまでの注意点」（▶P.76）で解説しますが、針先が血管壁を貫いたら「針を寝かせて、もう数mm進める」という行程が必須です。このときに、最初の状態からそのまま針のお尻を下に降ろしていけばよいだけなので、大変容易なのです。

　同様に、穿刺角度（▶P.62）についても、血管が浅くて細いときは、穿刺するはじめからかなり針を寝かせておく必要があります。このフォームなら、5〜10度程度といったかなり小さな穿刺角度を実現することができます。

② 横から持つフォーム

　もう1つ、よく見かけるのは、同じく第1、2指で針を持つのですが、上からつまむのではなく、右側面からつまむように持つフォームです。右第2指が針の下に位置し、枕のようにはたらいて、針先の安定感をもたらします。

　この持ち方は、前述のオーソドックスな持ち方に比べて堅牢なので（針をしっかり把持しやすい）、力強く針を押し進めるのに向いています。逆血がいかなる状況でも確認しやすいのも特徴です。

　いっぽうで、第2指が針の下に位置して邪魔してしまうため、針を寝かせられる角度には限界が生じます。

　ですから、このフォームが特に向いている状況は、血管が深くて太く、壁が硬いため、穿刺角度を大きくして奥深くまで強めに針を進めたいときです。逆に、非常に浅いところにある細くて弱い血管には、あまり向いているとはいえません。

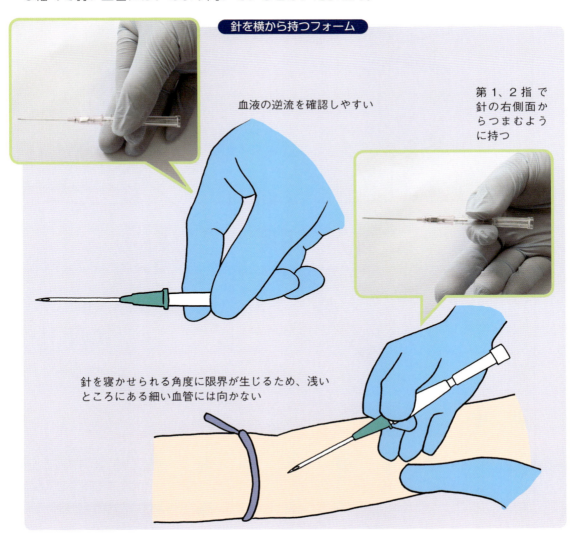

針を横から持つフォーム

血液の逆流を確認しやすい

第1、2指で針の右側面からつまむように持つ

針を寝かせられる角度に限界が生じるため、浅いところにある細い血管には向かない

STEP 12 穿刺角度

正しいフォームで針を持ったら、いよいよ穿刺に入っていきます。ここで、格言の再登場「五に角度」です。格言としては、最後に待ち受ける重要項目である「針の穿刺角度」に注意を払っておきましょう。この段階までで「ルートを入れられるかどうか」の勝負はだいたい決まってしまいます。

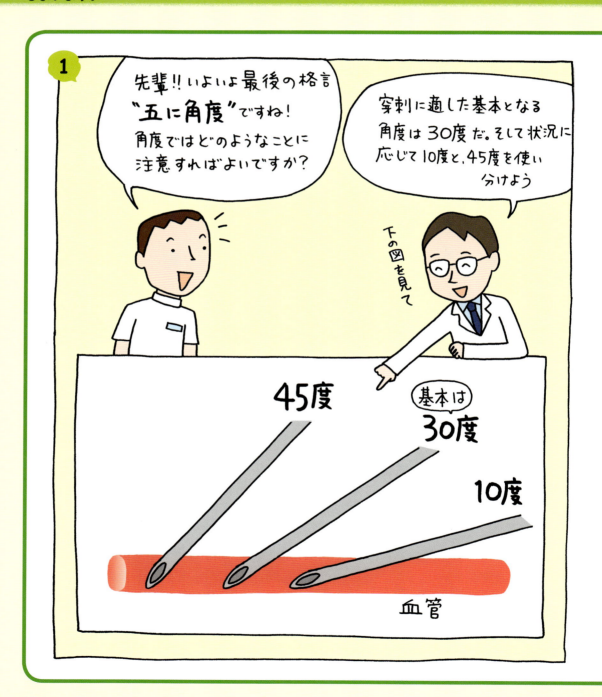

穿刺の失敗は未熟な技術のせい

● 穿刺角度の目安についての基本的な考え方は共通

穿刺の失敗例として、「すぐそこに血管があって、固定もきちんとしているはずなのに、突き破ってしまう」ないしは「なぜか当てられない」というケースが高頻度に挙げられます。これらは、**針の穿刺角度を調節する技術の未熟さによることが大半**なのです。

穿刺角度の目安にも多少の個人差はありますが、大筋の考え方は共通です。基本的な解説をもとに、自分なりの一定した「型」を確立してください。

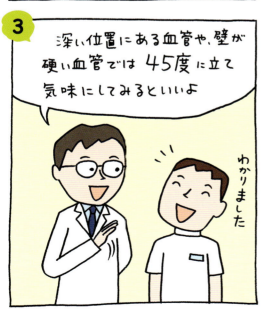

> **Dr.とらますくの格言 必勝**
> 一に選択
> 二に姿勢
> 三四に固定
> 五に角度

> ② 角度を変えてみる目安などはありますか？
> いろいろなケースがあるけど、浅い位置にある血管や、細い血管では10度に寝かせ気味に…

> ③ 深い位置にある血管や、壁が硬い血管では45度に立て気味にしてみるといいよ
> わかりました

💉 サーフロー®って何？

静脈ルート留置の現場では、針のことを「サーフロー®」と呼ぶことがしばしばあります。「静脈留置針」なんていうおカタい言葉はめったに聞かず、ほとんどが「サーフロー®取って」とか「サーフロー®入れておいて」というように言われます。

この「サーフロー®」って、いったい何でしょう？ 実は、「サーフロー®」とは、商品名のことなのです。テルモ株式会社が販売する静脈留置針に「サーフロー®」という名前がついていて、日本国内ではこの針のシェアが大きいので、もっぱら「サーフロー®」が静脈留置針を表す用語として使われているのです。

実際には、ほかのメーカーからも別の名前の商品がいろいろ出ているのですが、静脈ルート留置針の代名詞としては、「サーフロー®」が最も一般的であるというわけです。

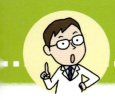

穿刺の基本角度

1 穿刺は3段階調節で考える

穿刺の角度は、原理上0度〜90度まで考えられるわけですが、無段階調節で考える必要はありません。一般的には、そんなに細かい調整などできるわけがないのです。

では、何段階調節とするか。答えはズバリ、10度・30度・45度の3段階です。もちろん自分のやりやすさに応じて、多少は前後してもかまいませんが、まず目安としてこの3つの角度を意識してください。

2 穿刺角度30度

大基本となる角度です。普通の太さで、普通の硬さで、普通の深さにあるような血管は、この角度で穿刺しましょう。自分の右手をどんなふうにすれば30度くらいになるのか、横から見て確認し、その形がすぐに作れるよう、あらかじめ練習しておくべきです。

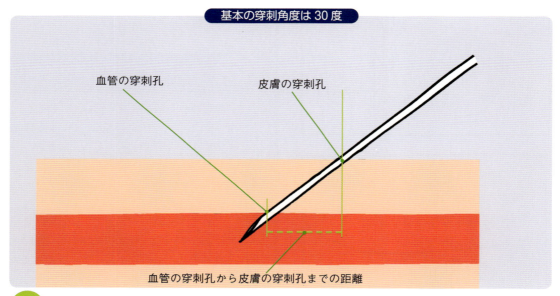

3 穿刺角度10度

特に高齢の患者さんなどでは、血管は細く、壁の硬さが貧弱で、皮膚の直下を走行していたりします。こういう場合、普通の30度の角度で穿刺すると、高確率で前壁と同時に後壁も貫いてしまいます。ですから、徹底的に穿刺角度を小さくして対応する必要があります。「徹底的に」とは言っても、皮膚に対してあまりに平行に近すぎると刺すのが難しいですから、現実的には10度くらいが目安になると思います。

血管が浅いところを走っていても、若い患者さんなどで血管も太く、壁が硬い場合は、大

基本の30度とするほうが適切な場合があります。壁がしっかりしていると、小さな穿刺角度では、針が血管壁を上滑りして貫けない可能性があるからです。

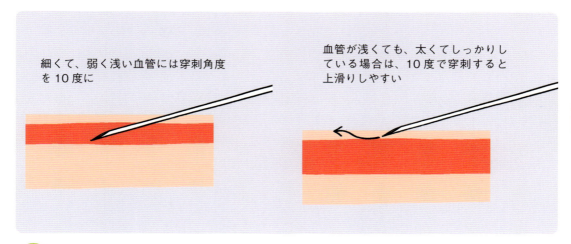

4 穿刺角度45度

「穿刺角度を大きくする」という技は、意外と盲点になる部分です。一般的に、「穿刺の失敗」というと、特に初心者のころは血管を突き破ってしまう失敗のイメージが強いと思います。よって、「穿刺角度を小さく、小さく、ていねいに」という意識は強くなりがちなのですが、そのいっぽうで、「針を立てぎみにするほうがよい場合もある」ということは見落とされがちです。

STEP9の「固定」（▶P.42）でも解説したとおり、血管が深い位置を走行している場合は、穿刺角度を30度と想定しても、皮膚の穿刺孔と血管の穿刺孔との距離のズレがかなり大きくなります。「距離が伸びても、どうせいつかは針が届くんだからいいじゃないか」と思うかもしれませんが、そう簡単にはいきません。つまり、到達までの距離が伸びることで針先が横方向へブレて、狙いが外れてしまう可能性も高くなってしまうのです。

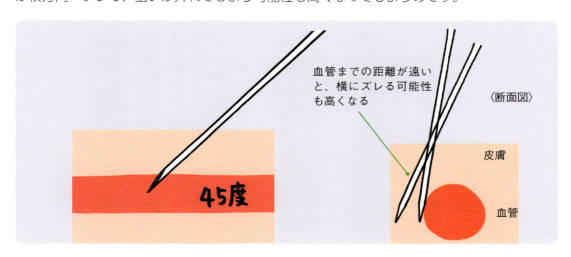

⑤ 血管に針がなかなか当たらないケースでは角度を大きく

　第2指で「この直下に血管があるはず」と念入りに確認したあと、針を普通の角度で進めていってもなかなか血管に当てられないケースがあります。これは、おしなべて、深い位置を走行し、壁も硬いようなタイプの血管の場合です。これに、距離に起因する針先のブレと、壁の硬さによる上滑りが組み合わさると、「ここにあるはずなのに当てられない」というドツボにはまるのです。

　このようなときは、けっこう大胆に穿刺角度を大きくするつもりでいると、上記の問題点をクリアすることができ、成功率が大幅に高まります。もちろん「角度を大きくする」といっても、良識的な範囲内です。一般的には45度程度と考えてください。

　もちろん、穿刺角度を大きくするほど、後壁を貫いてしまうリスクも高くなります。ですから、45度で刺すときは、特にむやみに針を押し込んではいけません。「脱力」を大切に、指先の感覚を研ぎ澄まして、逆血の出現に細心の注意を払いながら、前壁を貫く瞬間を逃さないようにする必要があります。

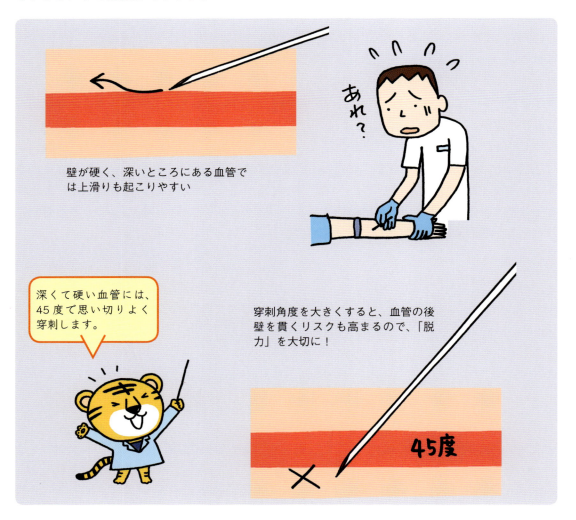

壁が硬く、深いところにある血管では上滑りも起こりやすい

深くて硬い血管には、45度で思い切りよく穿刺します。

穿刺角度を大きくすると、血管の後壁を貫くリスクも高まるので、「脱力」を大切に！

ADVICE byとらますく
血管が「深い」「硬い」ってどういうこと？

ところで、血管が「深い」とは具体的にどんな状況のときのことでしょうか。それは、STEP9の「固定」（▶P.42）で解説した触診のときに判断します。

すなわち、血管頂点が皮膚の盛り上がりとして確認できるときは、「浅い」位置にあるいえます。逆に、奥に血管が触れるけれども、皮膚の盛り上がりは感じられないという場合、「深い」と判断するとよいと思います。

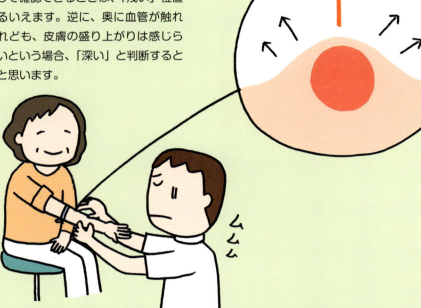

では、「硬い」とはどんな状況でしょうか。これは、具体的には血管壁が、若年者で弾性に富んでいるとき、または逆に高齢者で硬化しているときのことを指します。両者は質的にはまったく異なりますが、ともに「壁が硬い」と表現できます。

前者は、触診した際にプニプニと弾力があるように感じられ、後者は、透析シャントなどの特殊な血管でしばしば本当にゴツゴツと硬いような感覚として認められます。ただし、通常の末梢ルート静脈で後者のパターンが問題になることはほとんどありません。原則的には高齢者の末梢血管は、弱く脆いものと想定しましょう。

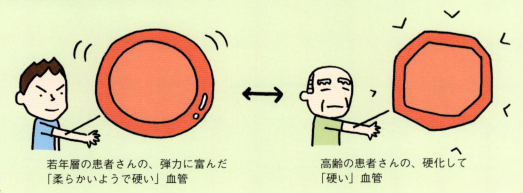

若年層の患者さんの、弾力に富んだ「柔らかいようで硬い」血管 ↔ 高齢の患者さんの、硬化して「硬い」血管

STEP 13 針先が外壁に達するまで

穿刺角度を決めたら、いよいよ実際に針を刺していきます。
行程の順番およびその他の注意点に沿ってみていきましょう。

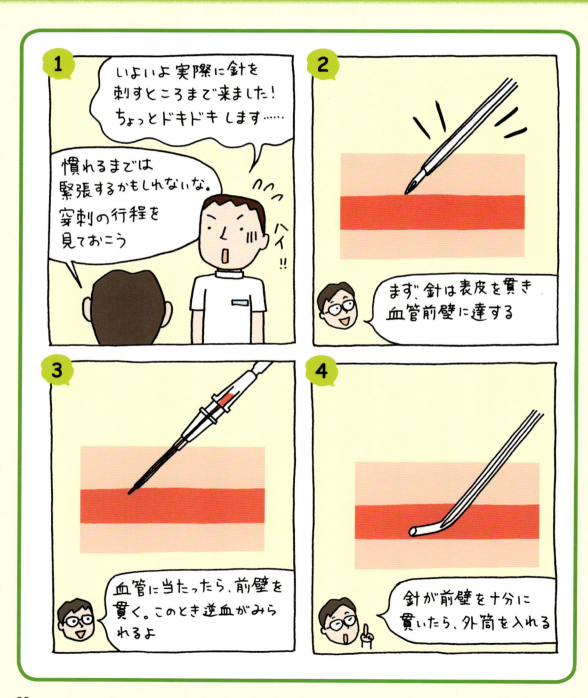

表皮を刺し、血管に当たるまで

●表皮を指す最初の瞬間

表皮には感覚神経終末が分布し、患者さんが疼痛を最も強く感じる部分です。この部分をゆ〜っくりと針を通過させるのはナンセンスです。**この最初の段階は、グッと力を込めて、すばやく貫くようにしましょう。**

ただし、高齢者などで皮膚が非常に薄く、脆弱な血管がすぐ浅いところにある場合には、勢いあまって後壁まで貫かないように注意してください（穿刺角度を小さくして対応をしているとは思いますが）。

●表皮を通過してから、血管前壁に当たるまで

このプロセスについては、術者によってもやり方が異なるところです。ゆっくりと針を進める人もいれば、ズバッと一気に血管に当てる人もいます。

ただし、基本形としては「**ゆっくり進める**」と思ってください。皮膚をすばやく貫いたあとは、「ゆっくり」です。

針を進めるスピードが速いと、前壁と同時に後壁まで貫いてしまうリスクが高まってしまうほか、指先から伝わる感覚に対しても鈍感になってしまうからです。

イメージ論では、確かに、針がゆっくりと前壁に到達すると、貫くことができずに血管を潰してしまって、かえって後壁も一緒に貫いてしまうリスクが高まるのではないかという考え方もあります。しかし、さすがに針の切れ味は、そのようなことが起こらない程度に、十分鋭くデザインされています。

「毎回、ゆっくり進めて確実に入れられる」という術者が存在する以上、むやみに速く進めて失敗のリスクをとる意味は乏しいと、初心者のうちは特に思っておきましょう。もちろん、「ゆ〜っくり」というほど、極端に遅くするのも考えものです。患者さんの苦痛も大きくなります。**良識的な範囲内の「まずまずゆっくり」を意識してください。**

皮膚をすばやく貫く

皮膚表層をすばやく貫いたあとは、ゆっくりと進める

穿刺の途中で起こりがちなトラブルの対処法は本文でよく学んでおきましょう。

PART 3 穿刺の実際 ［実技2］実際に穿刺してみよう

● 血管の前壁を貫く

針の先端が血管前壁を貫いたことは、以下の2つで把握することができます。

◆ 逆血（バックフロー）の確認

第一に、逆血（バックフロー）です。最も信頼がおける指標です。良好な逆血が得られていないときは、ルート留置は100％うまくいきません。

針が刺さった状態で、いつまでも皮膚の刺入部を見ているようではいけません。最初の1滴の逆血を見逃さないよう、「針もと」の部分に目を凝らしましょう。

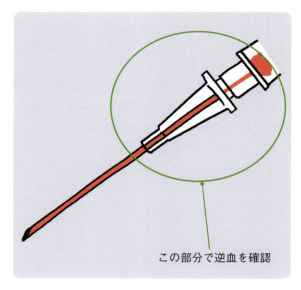

この部分で逆血を確認

◆ 血管が切れた感覚を直接感じる

第二に、「血管が切れた感覚」を直接感じるというものです。これは、十分な「脱力」と、指先の感覚への集中がともなえば、わかることがあります。

若年者で血管壁がしっかりしているときや、硬化で血管壁が硬い場合は、ときには「ブチッ」という音が感じられるほどに明瞭にわかる場合もあります。

この感覚が得られるのは毎度のことではないのですが、もし得られたときには、自信をもって次の行程に進むことができます。成功率を高めるには、情報は多ければ多いほど助かるのです。

針を刺すスピードについて

針を刺すスピードが速いのはまったくいけないのかというと、そうではありません。ある程度熟達してきたら、針を多少すばやく進めることはメリットをもたらすこともあります。

1つには、患者さんの苦痛が軽減します。表皮を越えれば、多少疼痛はマシになるのですが、まったく消失するわけではありません。もし、すばやく手技を終えられるのであれば、それに越したことはないわけです。

もう1つは、「銛を射る」ような形で血管をとらえることができるという点です。これはSTEP 9「固定」（▶ P.42）でも解説しましたが、クネクネと不安定な血管を逃さないためには、スピードをつけて針を突き刺すというテクニックに有効性が一応あります。

ただし、血管の固定手技がしっかりしてさえいれば、これは本来必須ではないテクニックのはずです。固定が甘いまま、「銛を射る」というスタンスだけで押し通そうとすると、いつまでも手技が安定しません。あくまで原則は、「固定」をきちんとするということであり、こちらは補助的なものに過ぎないと認識しておきましょう。

●血管に針が当てられないというトラブルのときは

万全を期して穿刺を行っても、「血管に当てられない（逆血すらこない）」というトラブルは頻度が高いものです。左第2指で、直下に血管があるはずなのに、なぜか針が当たらないとき、どんな状況になっているのかを整理しておきましょう。

◆ 針先が血管を外れている「的外れ」

その名のとおり、針先が血管を外れてしまっているケースです。原因は2つ考えられます。

❶触診で「血管頂点」と考えてしまった点が間違いだった場合

触診で「血管頂点」と考えた点が間違っているということです。ただし、これに該当するケースは意外と少ないものです。よっぽど雑に評価した場合は反省が必要ですが、慎重に触診したのであればさすがに大外れしていることはありません。

❷血管が深い位置にあるため、針が到達するまでの距離が長い場合

より頻度が高いもう1つの理由は、血管が深い位置にあって、針が到達するまでの距離が長いため、その間に針先が横方向にズレてしまっているということです。表皮の穿刺時点では、小さなズレであっても、血管の深さに到達するまでの間に針先は想像以上に大きくブレてしまうのです。

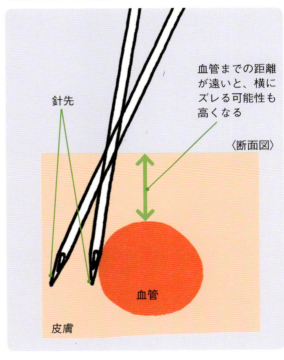

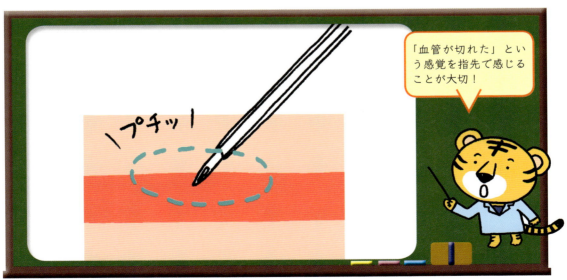

◈ 血管の壁が針先をはじく「上滑り」

わりと順調に針先が血管前壁に到達したとします。それでも、針が入らないときがあります。それは、「上滑り」です。

血管壁が、若年者で弾性に富んでいるときや、逆に高齢者で硬化しているときなど「壁が硬い」ケースでは、浅い進入角度で針が到達すると壁が針をはじいてしまい、刺さらないのです。

なるべくそのような事態に陥らないように、血管の固定に細心の注意を払ったわけですが、いくらなんでも完璧に血管が動かないわけではありません。

針先を少し退けるくらいの可動性は残されていますから、不思議と当たらないという状況になるのです。

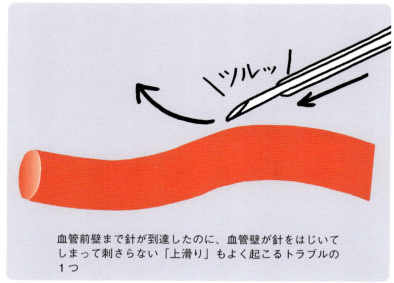

血管前壁まで針が到達したのに、血管壁が針をはじいてしまって刺さらない「上滑り」もよく起こるトラブルの1つ

◈ 穿刺のトラブルには、穿刺角度を大きくすることが良好な対策

「的外れ」「上滑り」などのトラブルは、いずれにしても、STEP12「穿刺角度」（▶P.62）で説明したとおり、穿刺角度を大きく（45度）することが良好な対策となります。

穿刺角度が大きければ、血管までの到達距離が短くなり、そして、「上滑り」のリスクも減らすことができます。

ある程度熟達してくれば、「銛を射る」イメージでのすばやい穿刺も、「的外れ」には無効ですが、「上滑り」対策には有効です。

後壁を貫いてしまうリスクには十分に注意が必要ですが、「この下に血管があるはずなのに、当たらないなぁ」というときには、勇気を出して意識的に穿刺角度を大きくしてみるといいと思います。

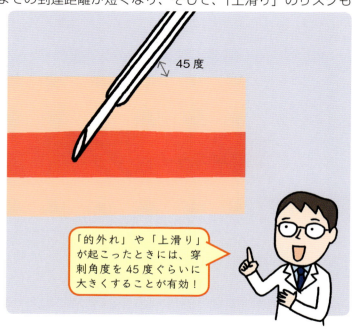

「的外れ」や「上滑り」が起こったときには、穿刺角度を45度ぐらいに大きくすることが有効！

ADVICE byとらますく
すくい上げる軌道って？

◆「すくい上げる」方法で成功している人は理論的要素を本能的に実現している

　ベテランの医療スタッフの話を聞いていると、「針をすくい上げるような軌道で進めると、うまくいきやすい」と言う人がいます。
　このやり方は、結局のところ軌道に関するロジックが存在しないので、不必要なやり方と考えてもらって問題ありません。あくまで基本は、「最初に決めた穿刺角度を守って、まっすぐに血管に到達させる」ということであり、これでどんな状況でもオールマイティに通用するはずです。
　この「すくい上げる」という方法論に到達し、かつそれで高い成功率を維持している人は、ここまで説明してきた行程の理論的な要素を「本能的に」実現できている人なのです。

◆最初から理論にしたがって穿刺すれば何の問題もない

　よく考えてみれば、「すくい上げる」という軌道は、「皮膚に突き立てるころは針を立てぎみにして、血管に到達して外筒を入れるころには寝かせる」という基本の流れに沿っています。また、この方法でやっているベテランさんは、だいたい「ゆっくり」ではなく、「ズバッと一気に血管に当てる」タイプの人たちですから、同時に穿刺時の苦痛の緩和や、「銛を射る」感覚も複合的に実践しているのです。
　ですから、経験学に基づく上達ではなく、きちんとした理論を背景に確実な穿刺ができるようになりたい人は、最初から理論に従ってやっていれば何も問題ありません。そして、一連の動作がすばやくできるようになったとき、それは結果的に「すくい上げる軌道」に近づいているかもしれません。そういうスタンスでいいのです。

◆体得効率をあげるには、イメトレも必要

　ただ、何も考えずに数だけこなしていても、その体得効率は上がりません。そこには「イメージトレーニング（イメトレ）」が必要です。「この血管は硬そうだから、前壁を貫く感覚がわかるかもしれないな。それに浅めにありそうだから、針が到達するまですぐかな」といった予想をすることによって、たとえば「おお、本当に貫く感覚がわかった。でも思ったより血管に達するまでかかったので、次からはこのぐらいの血管の感触のときには、スピードを少し早めてみよう」といったように、実際にやってみた結果とのすり合わせが可能になります。こうすると、上達が飛躍的に早くなるのです。
　きちんとした背景理論と毎回のイメトレという両輪を大切にしてもらえれば幸いです。

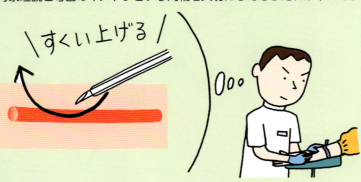

STEP 14 外筒を入れるまで

外筒を正しく入れられるかどうかは、ルート留置における最後の仕上げといえる重要な行程です。

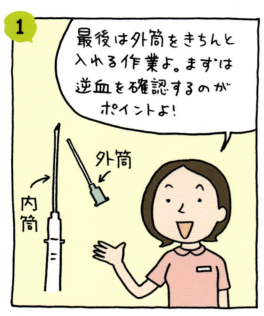

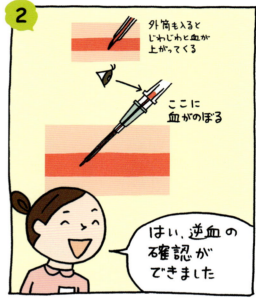

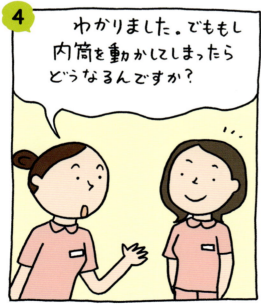

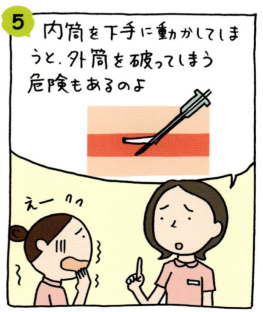

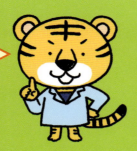

内筒を動かさないように、ゆっくり進めるのがコツです。

最後のステップ「外筒を入れる」

●外筒を正しく入れられるかがルート留置成功のカギ

超初心者の間は、「逆血(ぎゃっけつ)は確認できたのに、外筒が入らない」という失敗が頻発すると思います。これは、ルート留置の最後のステップである「外筒を入れる」という行程が正しくできていないことが原因です。**この部分が正確にできないと、これまでのプロセスがいかに完璧であったとしても、ルート留置は100％うまくいきません。**

それほどまでに非常に重要な行程なのです。あまりにも重要であるがゆえに、この重要性を一度でも体感しさえすれば二度と忘れることはありません。すなわち、盲点にはならないということです。

●理論をきちんと理解し、正しく行おう

また、周囲で助言してくれる先輩の大半も、口を酸っぱくして言うでしょう。そのため、本書では、あえて「格言」には入れていません。しかし、だからといって重要性が薄れるわけでは決してないですから、きちんと理論を確認しておきましょう。

針先が血管前壁に達してから外筒を入れるまでの行程は、わりと形式的に定まっているもので、さほどのバリエーションがあるわけではありません。それくらい画一性が求められる作業でもあるわけですが、それらの作業の背景には、いずれにも、きちんとした原理や意味が隠されています。

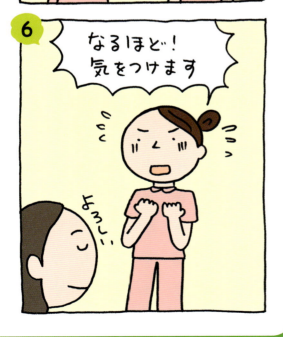

PART 3 穿刺の実際 [実技2] 実際に穿刺してみよう

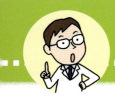

外筒を入れるまでの注意点

　ここでは、外筒を入れるまでのコツと注意点を図で示しますので、皮膚に穿刺したあとの針の進み具合のイメージをつかんでください。

❶ 逆血を見たら、針を寝かせて進める

　まず、逆血が認められたら、そこで力を抜かないことが大切です。安心して力をゆるめると、血管壁や周囲組織による反発で針が一緒に抜けてきてしまいます。
　特に血管が深い場合は、皮下組織も厚く反発力が強いため注意が必要です。

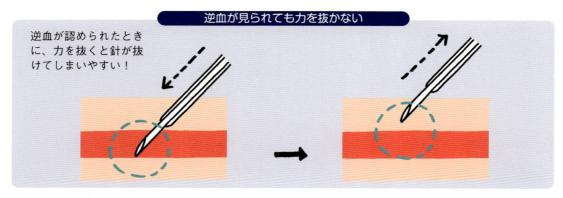

　力を抜かずに逆血が得られたポジションを保ったまま、針を十分に寝かせます。そして、外筒の先端が血管内に入るよう、数mm程度さらに針を進めます。針を寝かせずに、そのままの角度で進めてしまうと、きわめて高い確率で後壁を貫いてしまいます。

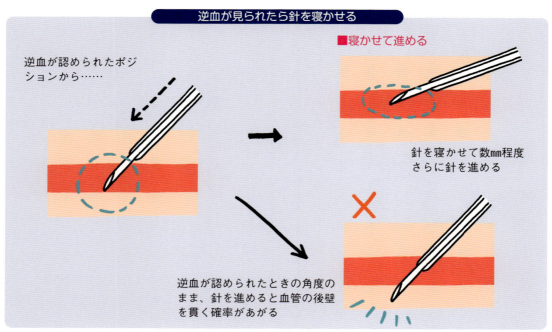

❷ 針を寝かせるときの回転の支点は先端に置く

　ここでのポイントとしては、針を寝かせるときの回転の支点を「針の先端」に置くということです。言い換えると、「針のお尻を下に落とす」というイメージで寝かせるということになります。

　ありがちなのは、針先を下向きから解除したい意識が強すぎて、逆に針のお尻側に支点を置いてしまうミスです。このようにすると、針先が上方に跳ね上がってしまい、血管から針が抜けてしまいます。

　「力を抜かずに、自然に針のお尻を下に落とす」という手の動きの流れは、慣れるまでは意外と難しいものです。しかし、多少ぎこちなくても、安全・確実にできれば何も問題ありません。

　寝かす度合いは、もともとの血管が浅ければ（最初の穿刺角度が10度）、もう針の躯体が皮膚にくっつくくらい、すなわち穿刺角度0度近くまで寝かせる必要があります。最初の穿刺角度が大きめ（30度・45度）だったときには、10度以下までに寝かせるイメージでいればいいと思います。

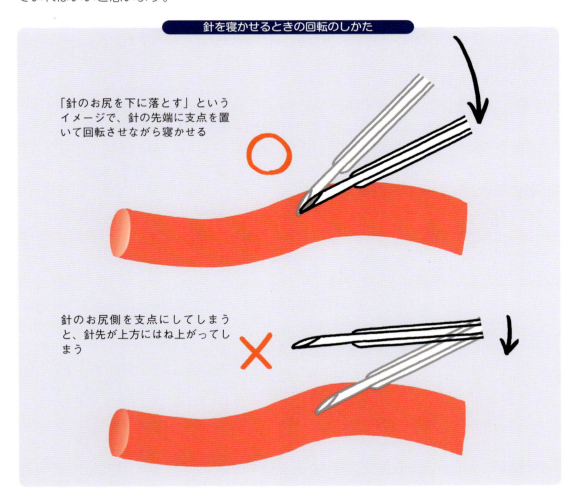

針を寝かせるときの回転のしかた

「針のお尻を下に落とす」というイメージで、針の先端に支点を置いて回転させながら寝かせる

針のお尻側を支点にしてしまうと、針先が上方にはね上がってしまう

3 外筒はどれくらい進めればいいのか

前項で、針を寝かせたら、外筒の先端が血管内に入るまで「数mm」進めると説明しました。では、どれくらい進めればいいのでしょうか。具体的な目安がほしいところだと思いますので、以下の点を参考にしてください。

❶外筒が血管壁を乗り越える感覚

最も大切にしてほしいのがこれです。針先が血管前壁を貫いたときの感覚と同様、十分な「脱力」と指先への集中があれば、外筒が血管壁を乗り越える感覚は伝わってきます。具体的には、先端が鈍な外筒が「ムニッ」と血管壁を押して、一瞬抵抗が強くなった直後に、「スッ」と急激に抵抗が減じる感覚として得られます。

毎度必ず得られる感覚ではないのですが、得られさえすれば自信をもって、外筒の先端が入ったことを認識できます。特に血管壁が厚くてしっかりしているときは感じられやすいと思います。

❷外筒への逆血(ぎゃっけつ)

穿刺した静脈の血流が十分に豊富な場合は、外筒が血管内に入った瞬間から、内筒の内腔のみならず、内筒と外筒の間のわずかな空間を通って血液が侵入してきます。直接、視認することができる現象です。

血流がさほど豊富でなければ生じないこともしばしばありますので、これも毎度必ず確認できる現象ではありません。しかし、やはり確認できさえすれば、確実に外筒の先端が入ったことの指標になります。

❸内筒と外筒の実際のギャップ

血管が貧弱な場合は、前述の「乗り越えた感覚」も「外筒への逆血」も確認できないことがしばしばあります。こういう場合、最終的に頼りになるのは知識です。自分が使っているGの針において、どれくらい内筒の先端と外筒の先端の間に距離のギャップがあるのかを、あらかじめ知っておきましょう。

18Gや20Gの針になると、それなりの距離があることがわかると思います。最低限、このぶんだけは押し込まないといけないのです。

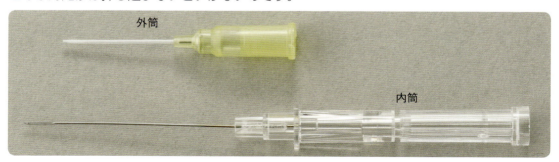

内筒の先端と外筒の先端の間の距離のギャップ

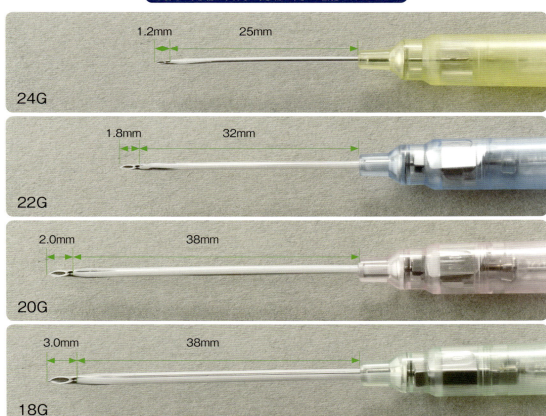

24G　1.2mm　25mm
22G　1.8mm　32mm
20G　2.0mm　38mm
18G　3.0mm　38mm

穿刺したときの外筒・内筒の様子

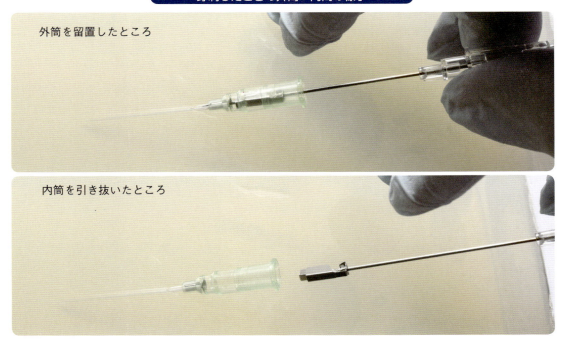

外筒を留置したところ

内筒を引き抜いたところ

PART 3　穿刺の実際　[実技2]　実際に穿刺してみよう

❹ 内筒はそのままの位置を保ちながら外筒を進める

　ついに最後の行程です。外筒が血管内に入ったら、内筒はそのままの位置を保ちながら外筒のみを少し進めて、内筒の針先を外筒の中におさめます。これで基本的には、もうどこかを突き破る可能性は低くなります。

▌▌▌ 右手でカテーテルハブの部分を前にはじき出す ▌▌▌

　最も一般的なやり方は、適宜針を持ち変えてから、右手の第2指を使ってパチッとカテーテルハブの部分を前に軽くはじき出すというものです。少しはじいて接続をはずしたら、あとは右手を針から離し、外筒だけをつまんでゆっくり押し込むことができるはずです。このやり方の場合、左手による固定のテンションを最後まで変化させずにすむというメリットがあります。

▌▌▌ 右手はそのまま、左手を使ってカテーテルハブをつまんで前に押し出す ▌▌▌

　右手はそのままの形で、左手を使ってカテーテルハブをつまんで前に押し出す形もよく見かけます。この場合、この時点で左手のテンションが解除されてしまいますが、そのせいで失敗になってしまうほどの影響は与えないでしょう。また、右手第4、5指でのテンションも組み合わせているようであれば、ことさら問題は起きません。

外筒の押し進め方

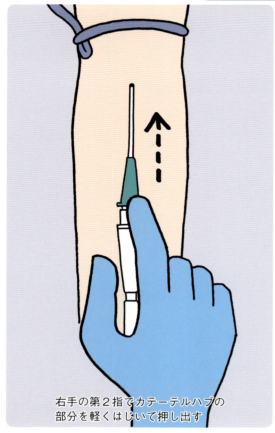

右手の第2指でカテーテルハブの部分を軽くはじいて押し出す

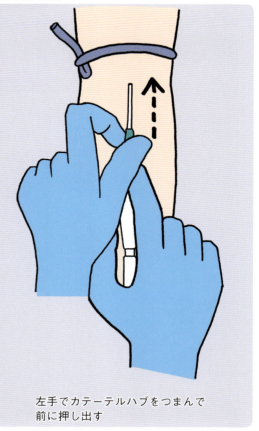

左手でカテーテルハブをつまんで前に押し出す

カテーテルハブの根元近くまできちんと入れる

　針先をおさめるところまですんだら、右手は把持部から離し、カテーテルハブをつまむように持ちます。そして、内筒をガイドとして、十分な長さまで外筒を血管内に入れます。なるべくカテーテルハブの根元近くまで、きちんと入れるのが理想的です。

　ポイントは硬い内筒をガイドとしていることです。これがないと、柔らかい外筒だけでは、安定して血管内に押し込むことはできません。針先は引っ込んだものの、最後の最後まで内筒は活躍するのです。

　この段階まで到達していれば、ほぼルート留置は成功したも同然ですが、1つだけ注意しておきたい点があります。それは、「脆弱な血管の場合は、外筒を進めるのもゆっくりていねいに」ということです。

　内筒をおさめたため、原則的には突き破る可能性は下がったとはいえ、高齢者の貧弱な血管では、外筒を勢いよく突っ込んだだけで壁を突き破ってしまうこともよくあります。しっかりした血管であれば、外筒をピュッとすばやく押し込むのも爽快なのですが、もし少しでも血管が頼りないと思ったら、この行程も決して乱暴にはせず、血管の走行に沿ってゆっくり慎重に行ってください。

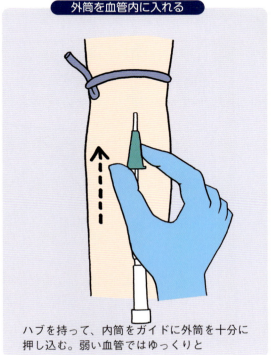

外筒を血管内に入れる

ハブを持って、内筒をガイドに外筒を十分に押し込む。弱い血管ではゆっくりと

ADVICE by とらますく
外筒が進められないトラブルが起こったら

　冒頭で述べたとおり、「逆血は確認できたが、外筒が進められない」というトラブルは、超初心者では頻発します。

　このトラブルの原因は、上記の過程のどこかでミスをしているということです。力を抜いてしまったり、寝かせるときに針先が跳ね上がってしまったりすることが原因かもしれません。しかし、なかでも圧倒的多数を占めるのは、「寝かせて進める」の部分が単純に不足しているということです。

　初期のころは、血管を突き破ってしまうことを怖がってしまうため、どうしても外筒の先端が血管壁を超えるまで押し込む意識が弱くなりがちです。特に20G以上では、けっこうな距離を進めないといけないので、生半可にちょっと押したくらいでは足りないことが多いのです。

　「❸外筒はどれくらい進めればいいのか」（▶P.78）をよく読んで、自信をもって十分な距離を進めるようにしてください。

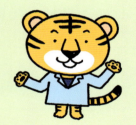

PART 3　穿刺の実際　[実技2] 実際に穿刺してみよう

STEP 15 修正

ここまでの、十分な理論をもって穿刺(せんし)を行えば、かなりの高い確率で成功が得られるはずですが、それでも1回めのトライがうまくいかないことがあります。この場合、修正を試すことになります。

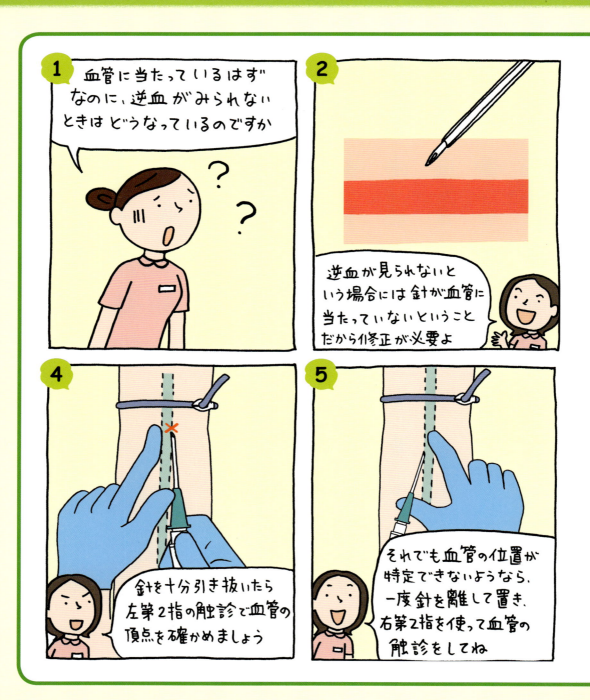

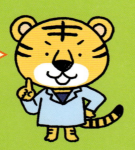

逆血が見られない場合には、修正が必要です。

修正が必要なケースとは

●針を表皮直下まで引き抜き、穿刺し直す

血管が深い位置を走行していると、「ここに血管がある」といった想定で血管を刺したのに、まったく逆血がこない（＝血管に当たらない）という状況に陥ることがあります。

この場合は、**針を表皮直下まで十分に引き抜き、改めて穿刺し直します**。表皮直下まで十分に引き抜かないと、針先の方向があまり修正されませんので、同じミストライをくり返すはめになります。

針を十分引き抜いたら、改めて左第2指の触診で血管頂点を確かめます。ときには、一度針を離してそっと皮膚の上に置き、右第2指を使って、血管の触診を行います。左第1指による固定は、あまり変えたくないところですが、そもそもそこに問題がありそうな気がした場合には、改めて固定し直しましょう。

●修正の成功を喜ぶのではなく、失敗を反省して改善する

修正を試さなくてはならないという状況は、基本的には負け戦であるととらえましょう。もちろん修正が功を奏するときもありますが、それはマグレに近いことが多いです。計算ずくで修正してうまくいくくらいなら、最初からその想定で刺せばうまくいったはずなのですから、修正が成功したことを喜ぶよりも、1回めのトライの失敗を反省し、改善するべきです。

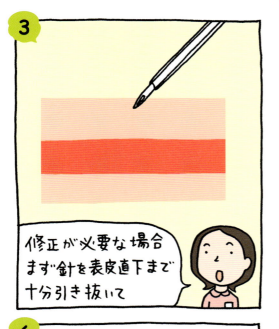

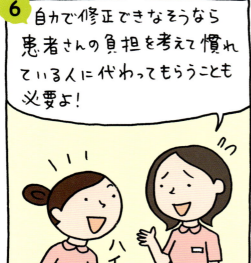

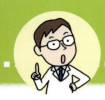

修正するときの注意点

① 穿刺（せんし）角度と針の進め方に注意

　修正を行うときは、まず穿刺角度を大きめにするよう意識するといいと思います。というのは、触診で血管頂点を把握して行った1回めのトライが、方向的にそれほど大外れしているとは考えにくいからです。確かに血管はその直下にあるものの、距離が遠い（血管が深い）がゆえに、「的外れ」や「上滑り」（▶P.71～72）を起こしている可能性が高いはずなのです。

　ですから、針先を左右に振って探るのは理に適っていません。むしろ、狙いが遠くなってしまう可能性のほうがよっぽど高く、仮に当たったとしても側壁を突き破ってしまうリスクが高まります。

　もう一度きちんと触診して、この直下に血管があると改めて確信したら、今度は怖がらずに穿刺角度を大きく（45度）するのが特効的な対策であるはずです。

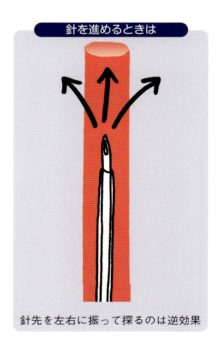

針を進めるときは

針先を左右に振って探るのは逆効果

② 一度血管内に入った外筒が血管の外に出てしまった場合

　外筒が一度血管内に入ったあと、再度血管の外に出ているような状況における場合には、セルジンガー法（右ページ参照）という修正法があります。

　CV挿入や動脈穿刺など今後の発展的手技に備え、その原理は知っておくべきですが、静脈ルート確保においての出番は稀（まれ）です。

　中心静脈や動脈に比べて、末梢静脈は細く、壁も弱いため、一度突き破ってしまった時点で血液の漏出（ろうしゅつ）・血腫（けっしゅ）形成が著明に起こり、もはやその部位は再穿刺やルート留置に適さなくなるからです。

　ですが、たまに小児のプリプリした末梢血管に24Gの針を刺しているときなど、セルジンガー法が成功することがあります。

　状況としては「逆血（ぎゃっけつ）が一度明瞭に確認できたけど、その後どうも後壁まで突き破ってしまったようだ。しかし、血液漏出や血腫形成が起きていないように見える」というときに、ダメもとでやってみる価値があります。

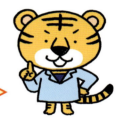

セルジンガー法が有効なケースを覚えておきましょう。

セルジンガー法の手順

血管をいったん完全に後壁まで貫いてから、少し引き戻してきて、血管内腔に針先が戻ってきた場所で、改めて外筒だけを留置してくる手法をセルジンガー法といいます。次のような手順で行います。

1 残した外筒に5ccなどの小さなシリンジをつける

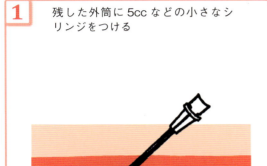

2 シリンジを倒して外筒先端が上に跳ね上がるような圧力をかける

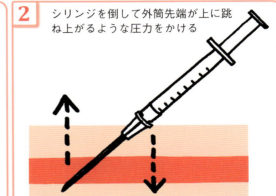

3 軽く陰圧をかけながら、外筒を少しずつ抜いていく

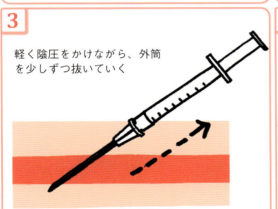

4 外筒の先端が血管内に戻ると、シリンジに血液が引けてくる

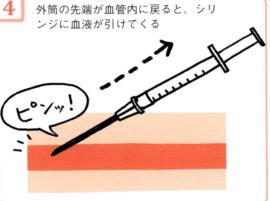

5

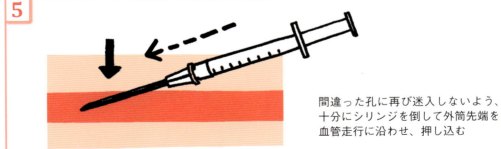

間違った孔に再び迷入しないよう、十分にシリンジを倒して外筒先端を血管走行に沿わせ、押し込む

＊内筒をまだ残してある場合には、内筒のお尻にシリンジをつけて内筒と外筒を一緒に引いてきて修正する方法もあります。その場合、シリンジに血液が引けてきたら、あとは平素の外筒の進め方に準じます。

ADVICE by とらますく

「勇気ある撤退」も必要

　修正については、ここまで説明したような修正法を試すにしても限界はあります。いつまでも患者さんの四肢を駆血しているわけにもいきませんし、疼痛の負担もバカにならなくなってきます。

　どうしてもうまくいかなければ、勇気ある撤退をしましょう。一度針を抜いて、駆血をはずして、少し休憩してから再チャレンジです。当然、針は新品に取り換えてください。

　2度め以降のトライに際しては、改めて本書の格言「一に選択、二に姿勢、三四に固定、五に角度」を意識し直してください。おろそかな部分が1つでもあったら、修正しましょう。

　2～3度やっても成功しなかった場合は、術者を交代しましょう。何度も穿刺に失敗すると、ときには患者さんからのプレッシャーもあいまって、術者としてはエアポケットに陥ります。自分では冷静なつもりでも、意外に周りが見えていなかったり、微妙な手元の狂いが生じていたりするため、どうしても成功しないという状況にハマることはあります。この場合は、潔く代わるのが患者さんと自分自身の両方にとってよいことです。

　上手な人の手技を見るのも、大事な学習法の1つです。ただし、ただぼんやりと眺めて「うまいなぁ」と感心するのではなく、本書で解説してきた1つ1つの手技要素に照らし合わせ、自分とは何が違うのかを比較し、フィードバックすることが肝要です。

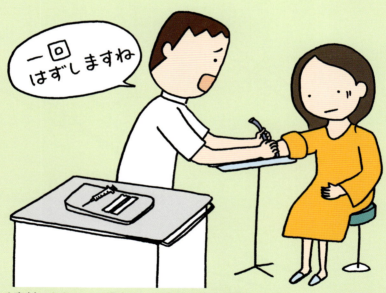

うまく穿刺できなかった場合は、一度針を抜き、駆血をはずし、新品の針に取り換えてから再チャレンジ！

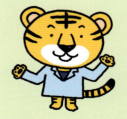

どうしても修正がうまくできないときは、患者さんの負担を考慮し、術者を交代してもらうことも考えましょう。

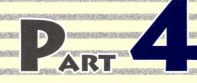

穿刺後

[実技3] 穿刺したあとの処置

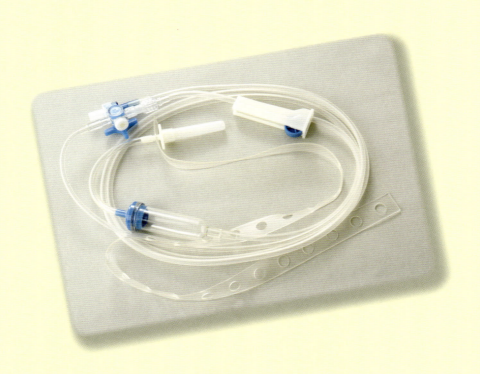

STEP 16 駆血の解除

外筒まで入れ終わったら、ルート留置は基本的に成功です。
しかし、「家に帰るまでが遠足」の言葉と同様に、ルート確保においてもそのあとの処理まで美しく決めてあげましょう。

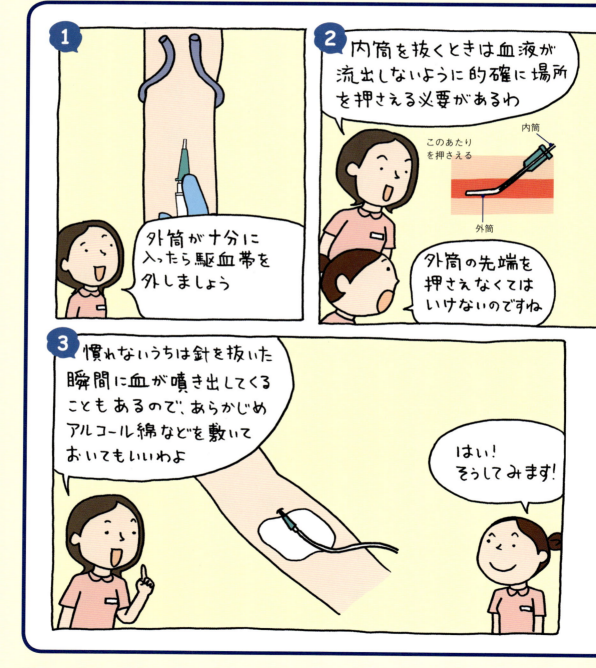

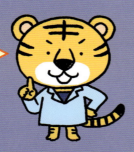

駆血は速やかに解除しよう

●理想の駆血時間は1〜3分

必要がなくなったら、さっさと駆血を解除しましょう。長時間の駆血は患者さんの苦痛につながります。

駆血時間の理想は1〜3分までとされています。

●血液の流出は、押さえる場所が的確なら軽い圧迫で防げる

内筒を抜くと同時に、血液が流出しないように静脈の中枢側を指2本程度で押さえます。近年は逆流防止弁つきのルート留置針も普及してきましたので、その場合は必要ありません。

注意点としては、ルートがある部分を押さえても意味がないということです。**血液流入口であるルート（外筒）先端の少し中枢側を押さえる必要があります。**押さえる場所が的確であれば、軽い圧迫で十分なはずです。

●採血の有無を確認する

もしここで採血が必要であれば、シリンジを接続して血液をとります。この場合は、駆血を解除するのは採血が終わってからです。

点滴チューブとつなぐ前に、もう一度だけ「ついでにできる採血がないか」を思い起こすことは大切です。1回の穿刺で、なるべく必要な検査を提出するという姿勢は、患者さんにとっても医療スタッフにとってもありがたいことです。

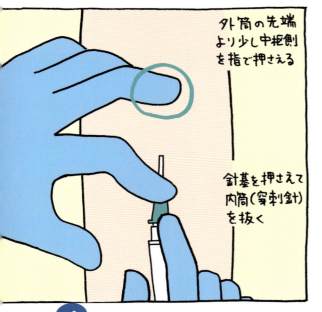

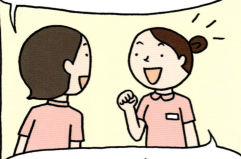

STEP 17 点滴静脈内注射

カテーテルと点滴チューブは、うっかり抜けてしまわないようにきちんとはめ込んで接続することが大事です。

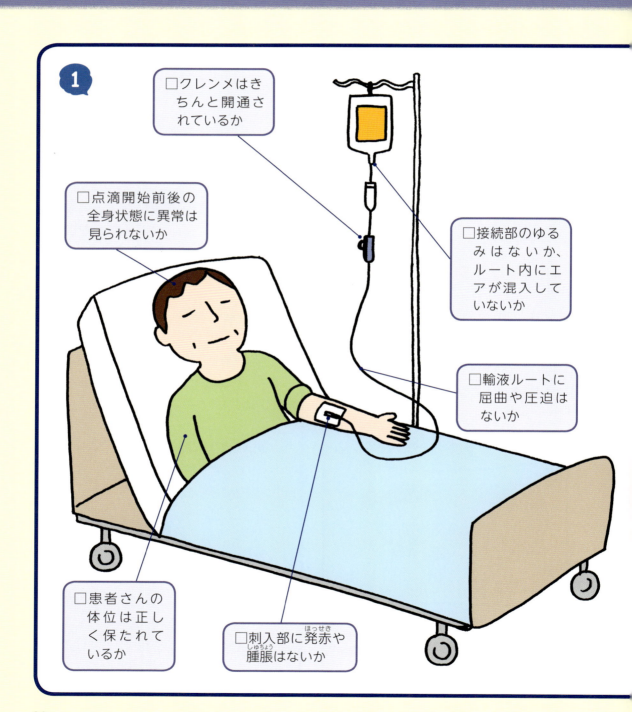

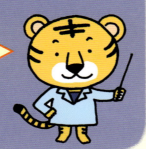

点滴静脈内注射のための穿刺

●静脈内注射には2種類ある

静脈内に直接薬剤を注入する方法には静脈内注射（ワンショット）と、点滴静脈内注射の2種類があります。

静脈内注射は、比較的少ない量の薬剤を静脈内に短時間で注入します。薬剤は注射後、5～10分で全身にいき渡り効果が早く出る反面、副作用が強く出ることも多いため使用される薬剤は限られています。医師の指示があった場合に、専門の教育を受けた看護師のみが行います。

点滴静脈注射は、比較的大量の薬剤を持続的に静脈内に注入する方法です。輸液製剤を輸液ルートに接続して滴下させます。脱水時の水分補給、栄養の補給、治療や検査に用いる薬剤の投与、急変時のための血管へのルート確保のためなどに用いられます。

●患者さんの苦痛を軽減するために

点滴静脈内注射では、患者さんは長時間針を留置されるわけですから、最適なルート管理を行い、苦痛を最小限に抑えたいものです。

また、**点滴の目的や持続時間によって最適な留置針を選択し、穿刺の痛みもなるべく軽減してあげるように注意しましょう。**

刺入部分は感染などを防ぐためにも確実に固定します。刺入部位の固定には、透明なドレッシング材を使い、継続的に刺入部を観察してください。

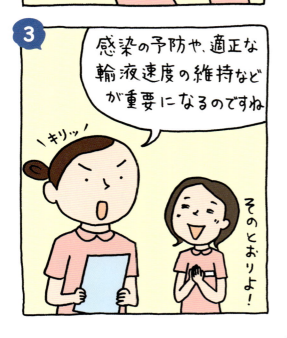

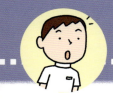

点滴チューブの接続と固定

① カテーテルと点滴チューブの接続

　最後に、介助者から受け取った点滴チューブと接続します。**事故的に抜けないように、きちんとはめ込みましょう。**

　接続時に、カテーテルハブ内にせり上がってきた血液が1滴程度あふれて周囲を汚してしまうことがよくあります。それを見越して、カテーテルハブ直下にアルコール綿を敷いておいたりするとていねいです（▶ P.88）。

② 点滴チューブをテープで固定

　刺入部をドレッシングし、ルートと点滴チューブをテープで固定します。刺入部にテンションがかからないよう、余裕のあるループを作ります。

　不穏（ふおん）（患者さんが、強い警戒心やストレスなどから、興奮したり、大きな声で叫んだりしやすい状態であること）など特別な状況がない限りは、**最終的なチューブの方向が中枢（ちゅうすう）側に向かわないようにする**のが原則です。

　また、**テープと皮膚やチューブの間には空気が入り込まないようにするべき**です。そして、刺入部に発赤や点滴漏れがないかどうかを確認できるようにするため、この部分に非透明テープが被さらないように気をつけてください。

　多少時間のかかる作業ですから、無言で黙々とやるよりは、意識のある患者さんとは適宜コミュニケーションをとりながら作業するとよいでしょう。

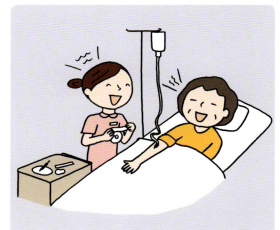

ADVICE byとらますく
タコ管がついている場合の固定

　金属針などでタコ管がついている場合は、タコ管を上に向けて固定するようにしましょう。

　そうすることで、混入した空気がタコ管に抜けるようになります。

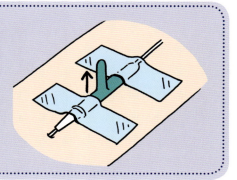

点滴チューブの固定

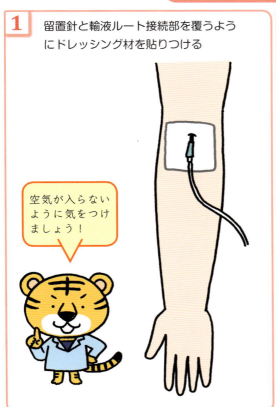

1 留置針と輸液ルート接続部を覆うようにドレッシング材を貼りつける

空気が入らないように気をつけましょう！

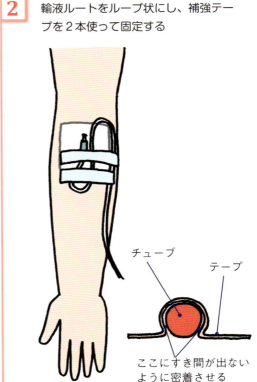

2 輸液ルートをループ状にし、補強テープを2本使って固定する

チューブ
テープ
ここにすき間が出ないように密着させる

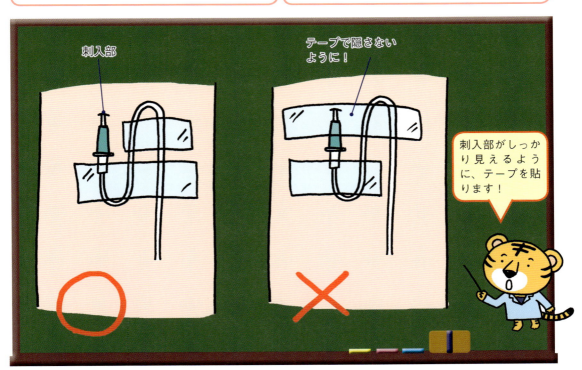

刺入部

テープで隠さないように！

刺入部がしっかり見えるように、テープを貼ります！

〇　✕

PART 4　穿刺後　[実技3] 穿刺したあとの処置

STEP 18 点滴の滴下スピード

滴下スピードは、成人用と小児用でも違ってきます。きちんと計算して、滴下スピードを決めましょう。

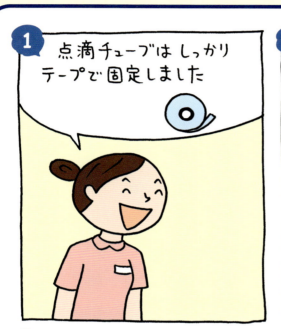

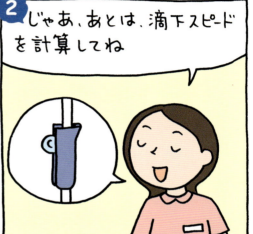

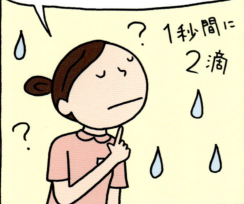

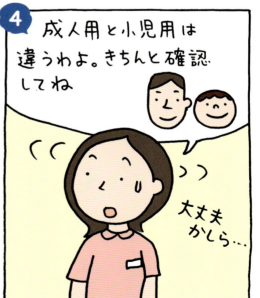

滴下スピードの計算

❶ 滴下スピードはクレンメで調節

輸液バッグをつないだら、いよいよ点滴の開始です。

輸液ラインのローラークレンメを調節して、滴下のスピードを調節するわけですが、計算法は結構忘れやすく、苦手な人も多い所なので、ここで確認しておきましょう。

輸液ラインには、大きく分けて以下の2種類があります。

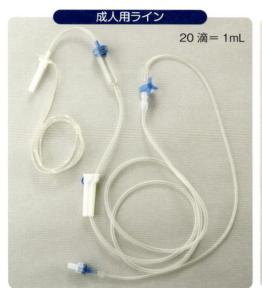

成人用ライン　20滴＝1mL

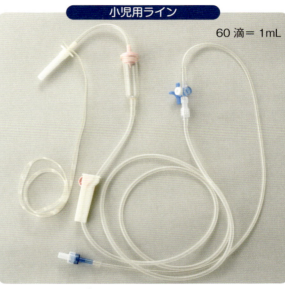

小児用ライン　60滴＝1mL

滴下の数字は、そのキットの袋に書いてありますので、必ずしも覚える必要はありません。

PART 4　穿刺後　〔実技3〕穿刺したあとの処置

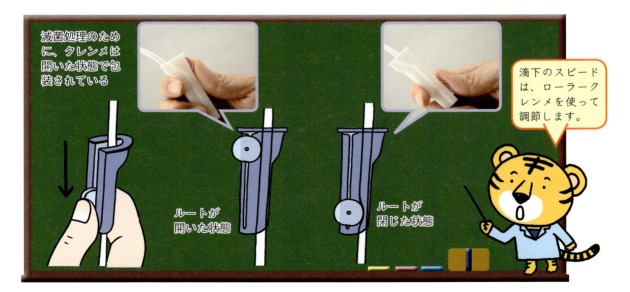

滅菌処理のために、クレンメは開いた状態で包装されている

ルートが開いた状態

ルートが閉じた状態

滴下のスピードは、ローラークレンメを使って調節します。

❷ 滴下スピードの計算のしかた

ここで教科書的には、

■**成人用ライン：輸液量（mL）÷時間（分）× 20 ＝ 1 分間の滴下数**
■**小児用ライン：輸液量（mL）÷時間（分）× 60 ＝ 1 分間の滴下数**

で滴下スピードを決めるようにされています。

計算例

いちおう、原理を確認してみましょう。たとえば、500mL を 4 時間かけて投与していきます。

成人用ラインの場合は、
500mL ÷（60 × 4 分）× 20 ≒ 42
です。つまり、1 分間（60 秒）に 42 滴なので、だいたい 3 秒で 2 滴になるようにクレンメを調整する…というように考えます。

ちなみに、小児用ラインの場合は、正直に式で計算してもいいですが、成人用ラインのちょうど 3 倍なので、「3 秒 6 滴」すなわち「1 秒 2 滴」と考えてもいいです。

ただ、こうした原理的な計算は、どうしても忘れやすいですし、時間のない現場では実戦的ではありません。そこで、もっと簡便なやり方を身につけておくといいでしょう。

▌▌▌ 小児用ライン ▌▌▌

実は、小児用ラインの場合、

■**1 分間の滴下数 ＝ 1 時間の投与量 mL**

という式が成り立ちます（気になる人は原理的に計算してみてください）。
そして、これをもとに算出される
小児用ライン：60mL/ 時間 ＝ 1 秒 1 滴
という関係を覚えておき、これを基準に考えると、シンプルで便利です。

計算例

たとえば、500mL を 4 時間で投与する場合、1 時間あたり 125mL ということです。実際に、「125mL/ 時間で投与」と指示される場合もあるかもしれません。
この場合、
125 ÷ 60 ≒ 2
すなわち、1 秒に 2 滴のペースとすればいいということがわかります。だいぶ簡単になりました。

成人用ライン

成人用ラインの場合も、まずは同様に小児用ラインの想定で計算し、「1秒2滴」から3分の1に補正して、「3秒に2滴」というように考えます。もしくは、

成人用ライン：180mL/時間＝1秒1滴（小児用の3倍） という関係を覚えておいてもいいと思います。

ここまで簡単にしても全然わからないという場合は、目盛を合わせれば滴下数がわかる「輸液ゲージ」という便利グッズもありますので、これを活用するとよいでしょう

❸ 各種道具のあと片付けも最後まできちんと行う

作業終了時は、各種道具が周りに散らかっている状態だと思います。

現在は安全設計になっているので針刺し事故の可能性は極めて低いと思いますが、内筒などは感染性廃棄物であることに変わりはありません。周囲に気をつけながら、放置せず、リキャップをしないできちんと所定の場所に捨てましょう。

その他、ケースやテープの残骸も同様です。

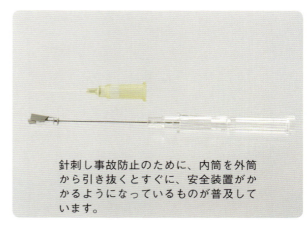

針刺し事故防止のために、内筒を外筒から引き抜くとすぐに、安全装置がかかるようになっているものが普及しています。

ADVICE by とらますく
グーパートレーニング

明らかにルート確保が難しかった人には、せっかくの機会ですから「日ごろからの手掌（しゅしょう）グーパートレーニング」を推奨してみてください。比較的若いのに血管が細い方や、これからも定期的に採血やルート確保が必要になりそうな持病がある方は特にそうです。

このトレーニングの実際の効果のほどは定かではありませんが、それじたいは苦痛を伴う作業でもありませんし、「いつも何度も穿刺（せんし）されちゃうのよ」とぼやいている方には、やってもらって損することはありません。もしそれで血管が発達してくれるのであれば、患者さん本人・医療従事者ともにありがたいことです。

たとえば、「1日の中でふと気づいたときに、布団や座布団の端っこなどをニギニギしてください。もう片方の手で肘の上をつかんで締めるとより効果的です。そうすれば、いずれ穿刺もしやすくなってくるかもしれませんよ」といったように、アドバイスしてあげてください。

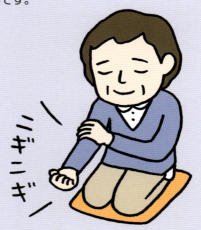

STEP 19 上級テクニック

静脈ルート確保でも、上級者はマニアックな技を隠し持っていたりします。基本的な穿刺技術はここまで説明したものまでで十分ですから、これらは、いずれも必須ではありません。余裕のある方や、上級知識を知っておきたい人は活用してみてください。

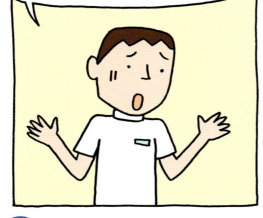

1 先生、血管がはっきりと視認できないときは、どうしたらいいでしょう？

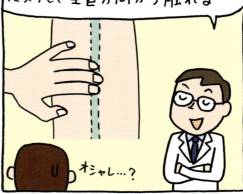

2 ちょっとオシャレな触診法があるので教えてあげよう。まず、左手の第2〜4指を想定される血管走行に対して垂直方向から触れる

オシャレ…？

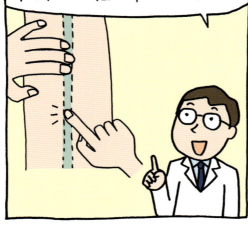

3 それから、右手の第2指で末梢側の少し離れたところをトントンと軽く叩いてごらん

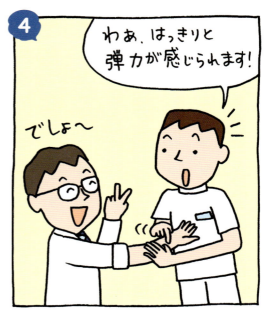

4 わあ、はっきりと弾力が感じられます！

でしょ〜

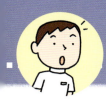

上級者が魅せるテクニック

① 刺入点の選択

　皮膚には、痛さや冷たさなどの感覚を感じる感覚点という点があります。感覚点には痛点・触点・圧点・冷点・温点の5種類があって、それぞれ受け取る刺激が違います。

　患者さんが「痛くなかった。うまいね」というときがあります。あれは、別に術者がうまいわけではなくて、針の刺入部がたまたま痛点を避けたからだと認識されていると思います。

　しかし、実はこの点をコントロールする、すなわち痛点を避け、比較的痛みを感じさせない温点を狙って穿刺することはある程度可能なのです。

痛点を避けて温点を狙って穿刺する

　具体的には、針の先端を皮膚に、刺さらない程度に平行に近い形で押し当てるようにして圧迫します。そこで疼痛が発生するようなら、痛点に当たっています。そこを避け、1mm程度ずらしたところに、疼痛を感じにくい温点があります。

　手術室でのルート確保などの落ち着いた環境下で、また割と太いGの針を刺す予定なのに局所麻酔もする予定がない場合などは、活用してみる価値があります。

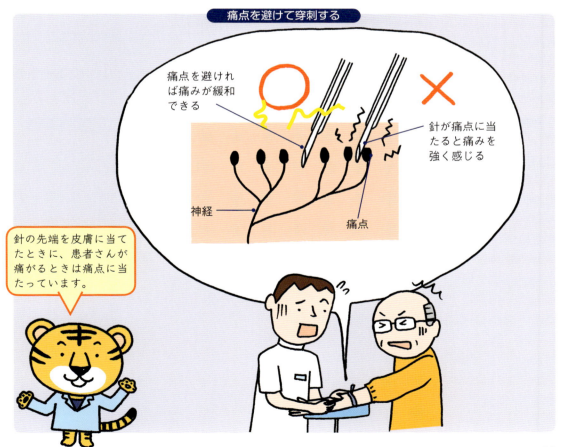

痛点を避けて穿刺する

痛点を避ければ痛みが緩和できる　○

針が痛点に当たると痛みを強く感じる　×

神経　痛点

針の先端を皮膚に当てたときに、患者さんが痛がるときは痛点に当たっています。

PART 4　穿刺後　[実技3] 穿刺したあとの処置

❷ 少し斜め横からの穿刺

　ここまで「血管頂点を真上から狙って正攻法で刺す」という原則論に基づいて話をしてきましたが、実はこの部分に軽い調整を加えている人もいます。

‖‖ 針を左下方向に進める ‖‖

　たとえば、穿刺をするときに、ほんのわずか右側から血管を狙い、針を左下方向に進めて血管に当てようとするのです。

　原理は、この状況下で血管が逃げようとしても、逃げる方向は左側と決まっているためいつかは逃げ場がなくなり、必ず当てられるであろうということです。仮に一度外したとしても、逃げている方向は絞られているので、探ることもしやすいと考えられています。

　もちろん、反対側の側壁を破ってしまうリスクは高くなります。また、この方法論を用いている人は、どちらかというと「血管の固定」が少々甘くて、経験論的に比較的成功率が高くなるこのやり方に行き着いたという場合も多いです。

‖‖ テンションのかけ方によっては自動的に左下を狙う状況になっている ‖‖

　血管が上下方向に逃げてしまったらそもそも意味がないですから、「血管の固定」の重要性が低まることはありません。それに、血管の左側を押さえてテンションをかけるときに、本編では「真下」を意識するよう説明しましたが、少し左側に寄る傾向がある人も多いです。このときは、自動的に似たような状況にもち込めていることになります。

　いずれにせよ、自分なりの安定した「固定」のフォームを形作ることが大切だということです。

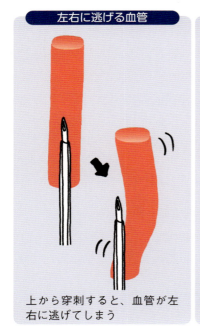

左右に逃げる血管

上から穿刺すると、血管が左右に逃げてしまう

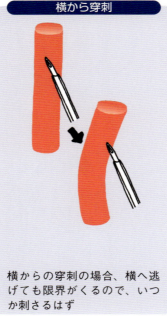

横から穿刺

横からの穿刺の場合、横へ逃げても限界がくるので、いつか刺さるはず

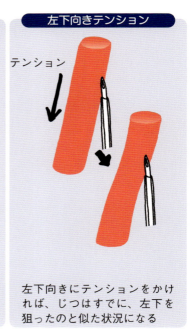

左下向きテンション

テンション

左下向きにテンションをかければ、じつはすでに、左下を狙ったのと似た状況になる

③ 逆血確認後の魅せプレイ

上級者を観察していると、逆血確認後の行程については、いくつかの「魅せプレイ」があることがわかります。

▌▌▌針先を回す▌▌▌

内筒が入って、もう少し針を進めるというときに、針先を180度回転させることがあります。どうしてこんなことをするかというと、針先を反転させることで、下方向へ針が刺さることがなくなる、すなわち、後壁を貫くことがなくなるからです。

特に、高齢者の細く脆弱な血管で浅い位置にある場合などには、原理的には有効なやり方といえます。

ただし、普通に十分に寝かせて進めた場合と有意な差があるかと問われれば、答えは否です。このやり方をやっている人は、「かなり上手に見える（一段階上の技を知っていると思われる）」ので、まさに「魅せプレイ」の要素が大きいと思います。

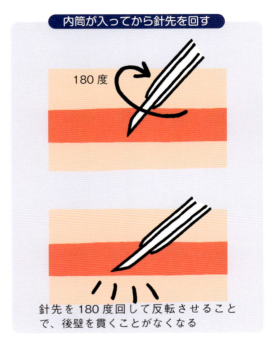

内筒が入ってから針先を回す

針先を180度回して反転させることで、後壁を貫くことがなくなる

▌▌▌針を寝かせたあと、かなり進める▌▌▌

針を寝かせたあと、外筒先端が血管内に入るまでは「数mm」進めれば十分なのですが、これをかなり大胆に長い距離（といっても10mmは越えない程度）進める人がいます。

はた目には、血管を突き破ってしまわないか心配になるところですが、これをやっている人は、「血管の走行が完全にイメージできている（この方向に血管がまっすぐ走っているという確信がある）」ないしは、「後壁を貫かない絶対的な自信がある」のです。

当然、手技的に必須な技術かと言えばそんなことはありません。安全性を考えたら、最低限の押し込みのほうが望ましいと思います。

④ 輸液投与しながら外筒挿入

たび重なる化学療法などを受けて、何度も静脈穿刺を受けている患者さんは、血管壁が凸凹になって内腔が狭くなっていることがあります。このような方は、完全に逆血が確認できて外筒先端も血管内に入れたはずなのに、それ以上外筒が先に進められないという事態が生じることが稀にあります。

「外筒が通らない。でも、手応え的には自信がある」という場合、この「輸液投与をしながら外筒を挿入する」という手法が功を奏することがあります。

手順は以下のとおりです。

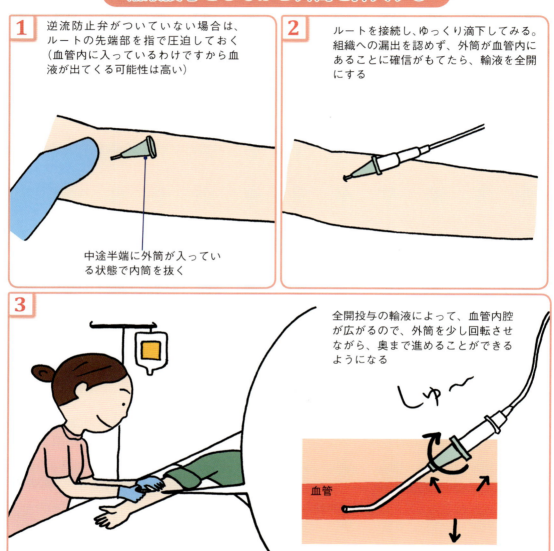

5 非利き腕による穿刺

ルートキープマニアには、非利き腕でも穿刺ができる方がいます。確かに、いつも使う利き腕だけでは、どうしても若干無理な姿勢が生じてしまう場合などもありますから、両腕が同レベルで使えるなら、心強いことは確かです。

ただし、ここまでくるとほとんどオタ芸の領域でしょう。

PART 5

静脈採血

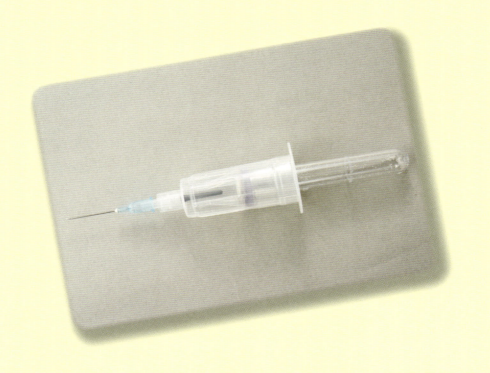

採血 1 必要物品（静脈採血）

静脈採血に必要な物品は以下のとおりです。ルート確保と似ていますが、用意する針が異なるほか、真空管採血用ホルダーおよびスピッツなどが含まれます。

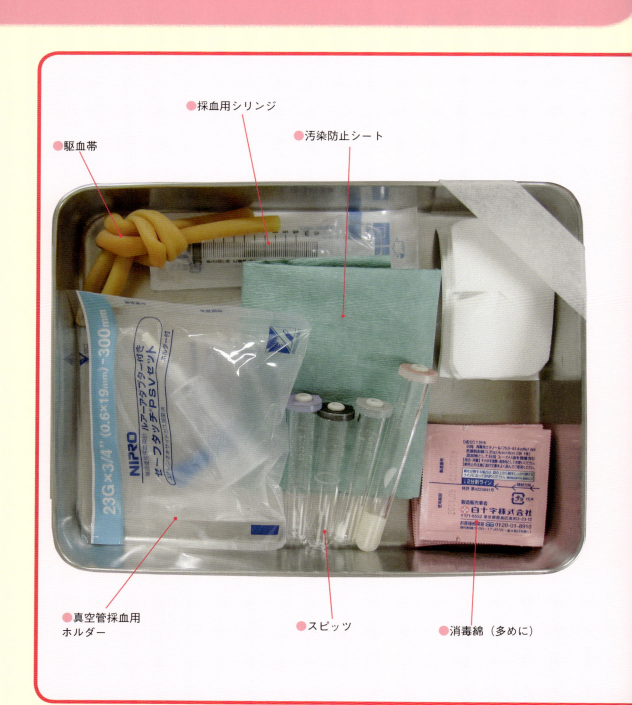

- 駆血帯
- 採血用シリンジ
- 汚染防止シート
- 真空管採血用ホルダー
- スピッツ
- 消毒綿（多めに）

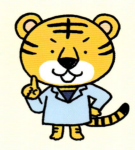

採血は、ルート確保よりも簡単！ でも、違いもあるので、それらに気を付けましょう。

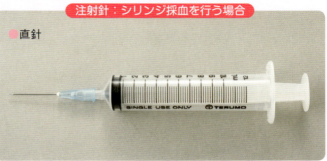

注射針：シリンジ採血を行う場合

● 直針

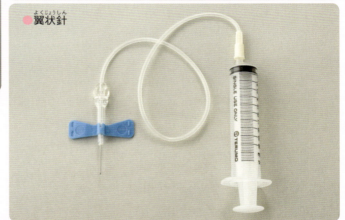

● 翼状針

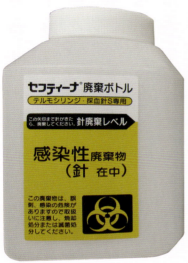

● 針捨てボックス

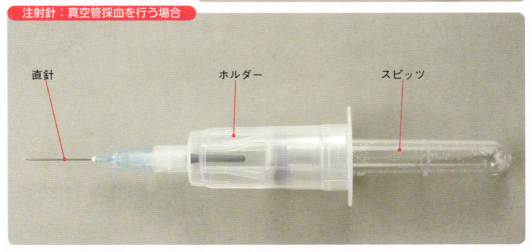

注射針：真空管採血を行う場合

直針　ホルダー　スピッツ

PART 5　静脈採血

採血 2 血管の選択

採血の場合、ルート確保とは違って長時間針を留置するわけではありませんので、可動部位を選択することもできます。ただし、選択するにあたっては優先順がありますので、覚えておきましょう。

1 先輩、採血のときは可動部位に穿刺しても大丈夫なんですよね

2 採血では、穿刺針を長く留置しないから大丈夫よ。まずは橈側皮静脈から確認してみて

3 橈側皮静脈がうまく見つけられないときは、肘正中皮静脈を探してみて

4 血管の選択には優先順位があるのですね！

患者さんに痛みやしびれがないかよく確認してね

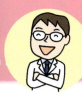
採血するときの血管

❶ 採血では肘窩(ちゅうか)の静脈が選択されることが多い

採血の場合は、長期間に渡って針を留置するわけではないので、可動部位であっても問題ありません。すなわち、太い血管が安定して存在する肘窩の静脈が圧倒的な高頻度で選択されます。

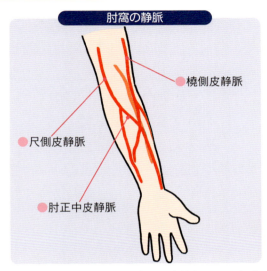

肘窩の静脈
- 橈側皮静脈
- 尺側皮静脈
- 肘正中皮静脈

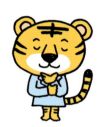

基本的には、これらの中から、血管の太さ・深さ・弾力性・位置などから判断して、自分が確実に取れそうなものを選択すればよいのですが、合併症リスクの観点から、その選択にも優先順序があります。その順番としては、次のようになります。

■ 第1選択は、橈側皮静脈(とうそく ひ じょうみゃく)
■ 第2候補は、肘正中皮静脈(ちゅうせいちゅう ひ じょうみゃく)
■ 第3候補は、尺側皮静脈(しゃっそく ひ じょうみゃく)

第2候補の肘正中皮静脈は、最も発達していることも多いのですが、正中神経が近くを走行している場合があります。しかし、無理な探り方さえしなければ、一般的には安全に穿刺(せんし)できますので、橈側皮静脈と並んで、頻用されます。

第3候補の尺側皮静脈には、近くに正中神経が走行している場合があるほか、上腕動脈も走行しており、肘窩の静脈の中では最も高リスクです。浅いところに明瞭に発達した血管が確認できない限りは、避けるほうがよいでしょう。

肘窩によい静脈がない場合には、静脈ルート確保の場合と同様に、ほかの部位から良好な血管を探すようにします。

いずれの血管を選択した場合も、患者さんが強い痛みや痺(しび)れるような痛みを訴えた場合には、神経損傷の危険性が高いので、決して深追いすることはせずに、すぐに撤退するよう心がけてください。

PART 5 静脈採血

採血 3 針の選択

使用する針の太さはもちろん、種類によって、それぞれメリットとデメリットがあります。最も適切な針を選択するようにしましょう。

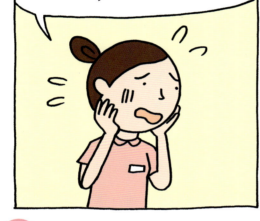

1. 採血するときに、針先がぶれてしまって失敗することがあるんです

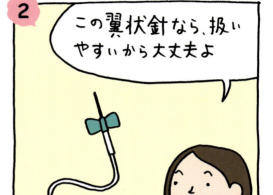

2. この翼状針なら、扱いやすいから大丈夫よ

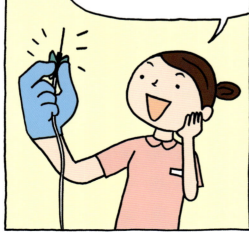

3. 確かに、持ちやすくて安定もさせやすいです

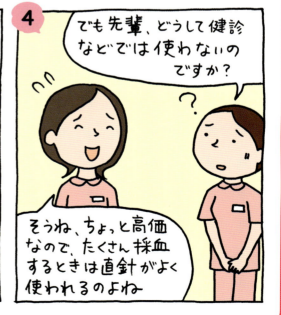

4. でも先輩、どうして健診などでは使わないのですか？

そうね、ちょっと高価なので、たくさん採血するときは直針がよく使われるのよね

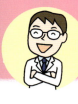

直針と翼状針

　針には、「直針」と「翼状針（よくじょうしん）」があります。真空管採血を行う場合は、これらに専用のホルダーを接続して用います（ホルダーが最初から接続されているタイプの針もあります）。

　採血をするだけ、あるいは少量の注射を行うだけであれば、選択する針の太さは21〜23Gの範囲で十分です。

　当然、細いものほど患者さんの苦痛は減りますが、採血に難渋した場合に溶血や凝結などのリスクも高くなります。リスクとベネフィット（利益）を天秤にかけて、適切な太さの針を選択しましょう。

❶ 多くの採血を行う現場でよく使用される直針

　昔ながらの「直針」は、コストが安いという利点があります。健診など、多数の採血を行う現場などでは、特に頻用されています。

　血管内に針が入ったあと、その形をなるべく安定的に保ちながら手技を進める必要があるため、慣れないうちは針先がブレてしまって途中で失敗してしまうこともあります。

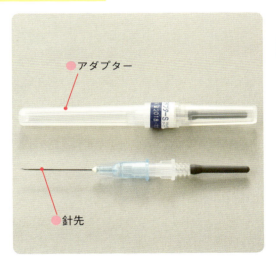

アダプター
針先

PART 5 静脈採血

❷ 変形させやすい翼状針

　いっぽうの「翼状針」は、先端部分がやわらかく変形させやすい翼のような形になっています。

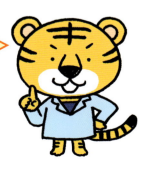

ルート留置に用いる針は「留置針」、採血に用いる針は「採血針」と総称します。

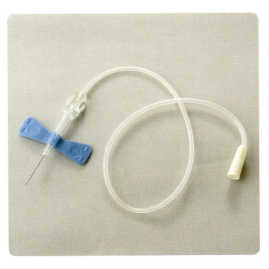

109

▌▌▌ 翼状針の持ち方 ▌▌▌

翼状針の持ち方には下図のように、**A**：翼をたたんで上からつまむようにする方法と、**B**：通常の直針と同じように尾部を持つ方法があります。Aの持ち方は、より繊細な感覚が指先に伝わりやすいという利点があり、翼状針の強みを特に活かせる持ち方です。

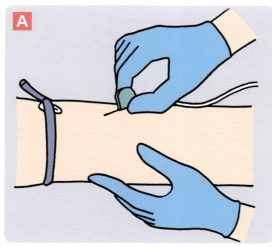 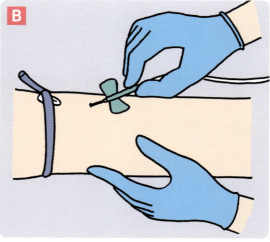

翼状針の翼の部分を手でつまむようにして持つ形　　　直針と同じように、翼状針の尾部を持つ形

▌▌▌ 翼状針のメリット ▌▌▌

直針に比べて翼状針のメリットは数多くあります。基本的に「性能がいいのは翼状針」という認識でかまいません。

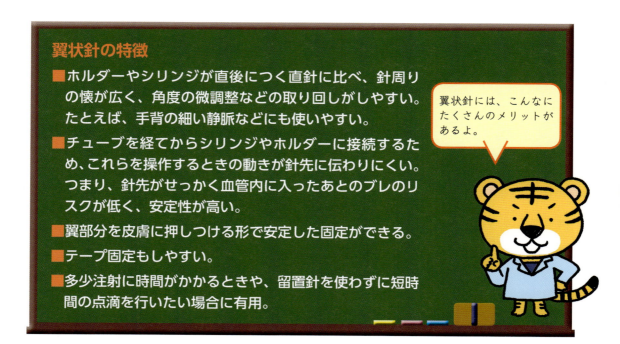

翼状針の特徴

- ホルダーやシリンジが直後につく直針に比べ、針周りの懐が広く、角度の微調整などの取り回しがしやすい。たとえば、手背の細い静脈などにも使いやすい。
- チューブを経てからシリンジやホルダーに接続するため、これらを操作するときの動きが針先に伝わりにくい。つまり、針先がせっかく血管内に入ったあとのブレのリスクが低く、安定性が高い。
- 翼部分を皮膚に押しつける形で安定した固定ができる。
- テープ固定もしやすい。
- 多少注射に時間がかかるときや、留置針を使わずに短時間の点滴を行いたい場合に有用。

翼状針には、こんなにたくさんのメリットがあるよ。

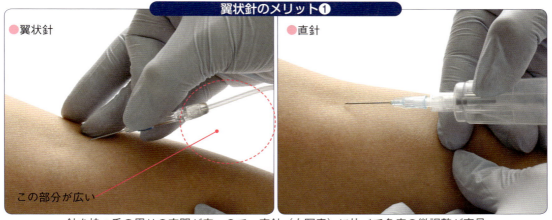

針を持つ手の周りの空間が広いので、直針（右写真）に比べて角度の微調整が容易

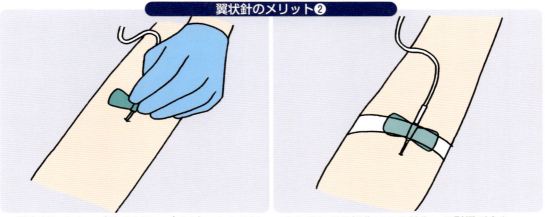

固定がしやすい（手でもテープでも）、またスピッツやシリンジの操作による針先への影響が少ない。

翼状針のデメリット

翼状針のデメリットは以下のようなものが挙げられます。

- ■高価である。
- ■デッドスペースが大きい。つまり、チューブ内に血液や薬液が残る量が多い。
- ■針刺し事故が比較的多い。ルートにある独特の「うねり・ねじれ」により、安易な操作をすると針が踊ってしまう可能性がある。

針刺し事故のリスクを低減するため、抜針と同時に安全装置で針先を被覆できるタイプの翼状針も普及しています。

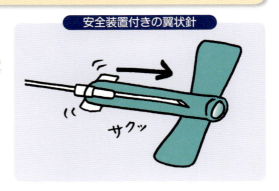

採血 4 針先と血管の外壁

採血の場合も、針先が外壁に達したあとは、「少し針を寝かせて、数mm進める」という点では同じです。

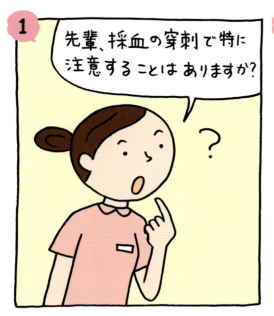

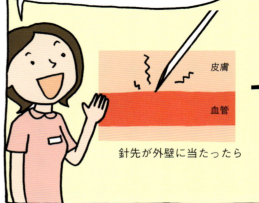

針先が外壁に達したあと

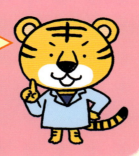

「針先が外壁に達するまで」の行程は、ルート留置と基本的に同様です。

●針先が血管内にきちんと入っていないと、安定感を欠く

　針先が前壁を貫いたら、静脈ルート確保のときと同様に「針を寝かせて、数mm進める」ということをします。実のところ、採血をするだけならこの作業をしなくても血液は出てきます。

　しかし、完全に針先が入っていない状態だと、そもそも血液の流出が弱いこともありますし、ちょっとした針先のブレによってもうまくいかなくなってしまいます。

　また、薬液を注入する行程がある場合には、やはりきちんと完全に針先が血管内に入っていることが必須です。

●静脈ルート確保とは違って、感覚的になる

　外筒がない分、静脈ルート確保のときのように「外筒が血管壁を乗り越える感覚」や「外筒への逆血」を確認することはできません。**あくまで感覚で、わずかに進めれば十分**です。

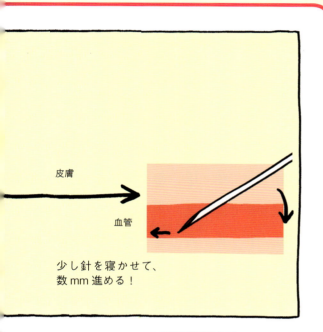

少し針を寝かせて、数mm進める！

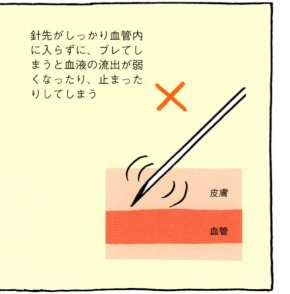

針先がしっかり血管内に入らずに、ブレてしまうと血液の流出が弱くなったり、止まったりしてしまう

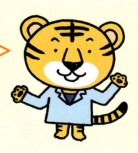

「急に針先の抵抗がなくなったな」という感覚をつかめるように、経験を積みましょう。

PART 5　静脈採血

採血 5 採血のしかた

採血での失敗を防ぐためには、シリンジやスピッツの操作による動きをいかに針先に伝えずに安定させるかを、工夫しなければなりません。

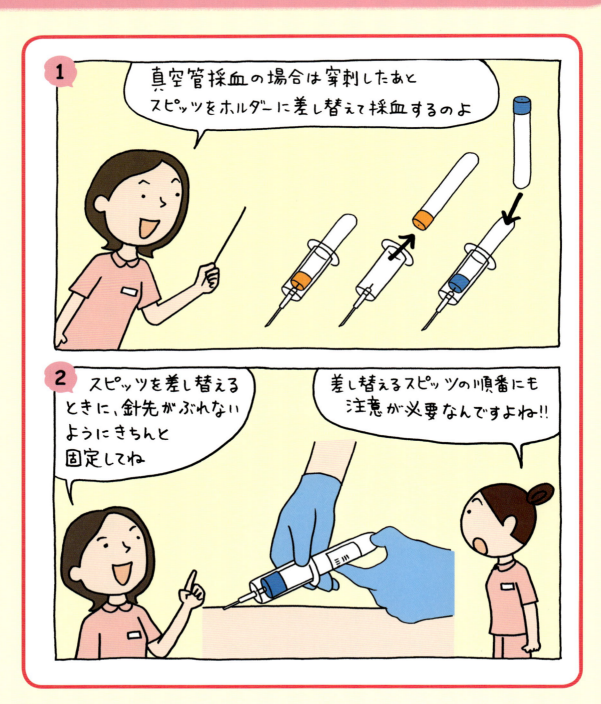

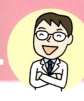

採血の手技と順番

1 採血の手技

　針先が十分に血管内に入ったら、採血をします。

　シリンジの場合は溶血しないように、ゆっくりと陰圧をかけていきましょう。真空管採血の場合は、順次、スピッツをホルダーに差し替えていきます。

　針先のブレと途中での失敗を防ぐためには、これらのシリンジやスピッツの操作による動きをいかに針先に伝えずに安定させるかということを、工夫する必要があります。

　すでに述べたとおり、翼状針はこの点でかなり有利です。片方の手で翼部分を軽く皮膚に押しつけるようにして固定し、もう片方の手で自由な作業ができます。

　直針の場合は、針を最終的なポジションにしたら、右手（針やホルダーを持っている手）の形をきちんと固定します。このとき、針・ホルダーと患者さんのからだ（腕とします）との位置関係が変わらないように、右手の第2〜5指を適宜患者さんの腕に軽く押しつけるようにするのが一般的です。こうすると、不安定な空中で位置関係が変わってしまうことを防ぐことができます。

　そして、左手（もう片方の手）で、シリンジやスピッツを操作するときにも、なるべく余計な衝撃が加わらないように、力加減を調節してください。

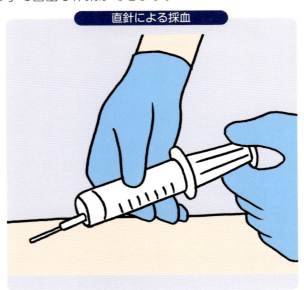

直針による採血

右手の第2〜5指に注目。患者さんの腕に軽く押しつけて、位置関係の安定性を保っている。

2 採血の順番

　数種類あるスピッツに関して、あまり気にせず適当な順番で採血している人も多いですが、実は「望ましい順番」があります。これは、スピッツの特性、すなわち何を測定するためのスピッツなのかや、スピッツの中に含まれる抗凝固薬などの試薬（これが別のスピッツに混入すると検査結果に影響しうる）といった要因によって決まるのです。

　これも細かい理屈を並べ立てるとキリがありませんので、頻用するスピッツ4種で以下のように覚えてしまいましょう。まず、柱になるのが以下の順番です。

凝固 ➡ 血算 ➡ 血糖

PART 5　静脈採血

ここに、生化学を加えるわけですが、ここで採血法によって2つのパターンがあります。

> ❶真空管採血の場合　　　　　　　　：生化学 ➡ 凝固 ➡ 血算 ➡ 血糖
> ❷シリンジ採血からの分注の場合：凝固 ➡ 血算 ➡ 血糖 ➡ 生化学

とりあえず、「(血液が)**ぎょうさん取れる**」という語呂合わせで、柱3つの順番を覚えてください（ぎょう＝凝固、さん＝血算、取＝糖）。そして、真空管採血の場合は、生化学がこの3つの前で最初になります。逆に、シリンジ分注の場合は、3つのあとで生化学が最後です。

基本的には凝固しては困る順番で

駆血帯（くけったい）を締めている時間が長引く場合や、採血に時間がかかる場合、穿刺部（せんし）からの組織液の混入や残留する細胞成分などの要因により、凝固検査・血算などの測定値に影響が出ることがあります。

また、血液流出の勢いは穿刺直後が最も強く、時間とともにだんだん弱まります。ですから、あとになればなるほどスピッツへの流入にも時間がかかり、血液の凝固が起こりやすくなります。ですから、基本的には「凝固しては困る」順にスピッツに入れていくのがいいのです。よって「凝固 ➡ 血算 ➡ 糖」という順番になります。

真空管採血では生化学検査を1本目に

次に生化学の考え方です。生化学検査は、血液が凝固してしまっても問題ないものなので、普通に考えると優先度は最も低く、最後になるはずです。これが、シリンジ分注の場合の考え方です。

では、真空管採血の場合は、なぜあえて生化学を1本目にするのでしょうか。

実は、穿刺直後に出てきた血液には損傷した細胞からの組織液が若干含まれています。この組織液が混入すると、凝固系に影響しうるのです。たとえばAPTT値は、なんと20％もの誤差が出ることもあります。

ですから、この最初の血液を凝固スピッツに入れるのは得策ではありません。生化学は凝固系の影響を気にしなくていいものなので、真空管採血の場合には、あえて最初にもってくるというわけです。

これら4種類以外のスピッツもある場合、話がより複雑になりますし、そもそもそこまでこだわって気にして採血している人のほうが少ないので、あまり気にしなくてよいと思います。

正確なスピッツの順番は、右表を参照してください。

	シリンジ採血	真空管採血（通常）
1	凝固検査用	血清用
2	赤沈用	凝固検査用
3	ヘパリン入り	赤沈用
4	EDTA入り	ヘパリン入り
5	解糖阻害剤入り	EDTA入り
6	血清用	解糖阻害剤入り
7	その他	その他

血算

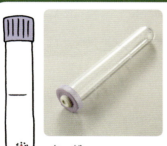

赤血球、白血球などの血球数をみます。
血算の測定のための検体は「全血（とったそのままの血）」が必要なので、血液の自然な凝固を防がなければなりません。そのため、抗凝固剤として EDTA-2K が入っています。

- 白い粉
  *抗凝固剤の EDTA-2K が入っている

> 採血のスピッツで最も代表的な4つ（血算・生化学・血糖・凝固）について詳しく見てみましょう。

血糖

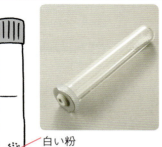

血糖や HbA1c をみます。
検体は「全血」が必要で、抗凝固剤が入っています。血糖スピッツの場合、フッ化ナトリウムが使われていて、これには解糖防止作用もあります。血糖を変動させる影響をなくそうという工夫が見られます。

- 白い粉
  *抗凝固剤＋血糖の分解を防ぐフッ化剤が入っている

凝固系

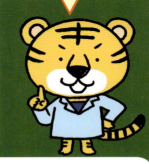

- 線のところまで採血する
- 透明な液体
  *抗凝固剤のクエン酸ナトリウムが入っている

プロトロンビンやトロンビンなど、凝固系のはたらきをみます。
検体は「血漿（全血から血球を除いたもの）」が必要で、抗凝固薬としてクエン酸ナトリウムが含まれています。凝固スピッツはクエン酸ナトリウムと血液が1：9の比率となるように厳密に設定されています。ですから、示されている線まできちんと検体をとらないと正確な測定ができないので注意しましょう。

生化学

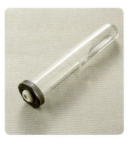

- フィルム
  *凝固促進剤
- 半透明の塊
  *血清分離剤が入っている

栄養状態、肝機能、腎機能、電解質など、一般的な生化学的項目をみます。
下方にたまっている半透明の塊は、「血清分離剤」です。血液は放っておけば、30分程度で自然に凝固して、血餅と血清に分離しますが、それをより速くするための薬剤です。また、途中でつっかかるようにして入っているフィルムのようなものが、「凝固促進剤」です。やはり、凝固を速めて血清を分離する役割を果たします。
検体として「血清（血漿からさらに凝固因子を除いたもの）」だけがほしいため、このような薬剤が入っているのです。

PART 5 静脈採血

採血 6 血液培養

特殊な採血として、血液培養の提出もあります。
この採血に関するポイントも確認しておきましょう。

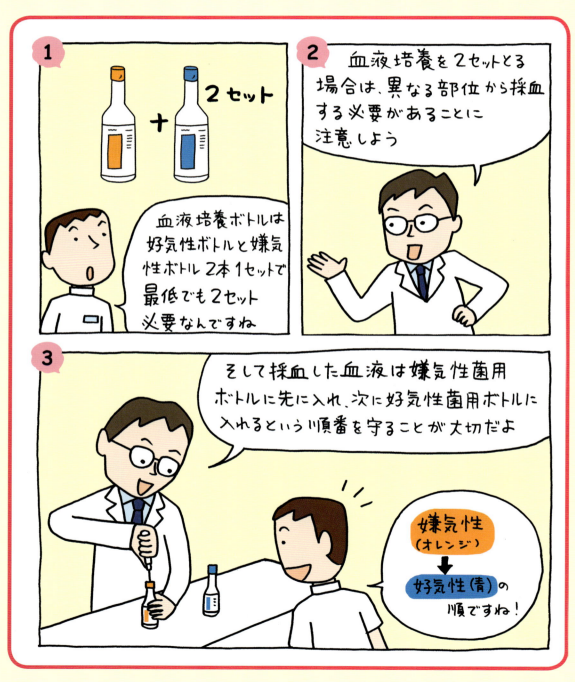

血液培養ボトル

1 好気性菌用と嫌気性菌用

　血液培養のボトルには、好気性菌用と嫌気性菌用があります。これで、血液培養ボトル1セットになります。

　採血した血液は、これらのボトルに入れる順番に注意が必要です。

　嫌気性菌は酸素に触れると死んでしまいます。採血時にシリンジ内に残ってしまいがちな空気をボトル内に入れないために、嫌気性菌用を最初に採取し、次に好気性菌用という順に採取するようにするのが一般的です。

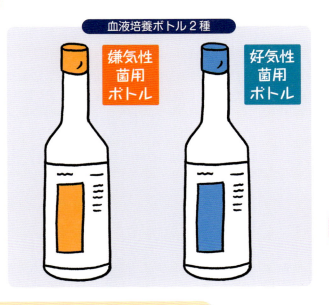

[血液培養採取の順番] 嫌気性菌用 → 好気性菌用

▍最低2セット採血する▍

　血液培養は、菌の検出率の観点から、最低でも2セット（つまりボトルとしては合計4本）は採取するのが一般的です。1セットだけだと、菌の検出率は70％程度ですが、2セットとると、90％以上に上がるためです。

　2セットとる場合、その穿刺場所は、異なる部位でなければなりません。

　理想的には四肢じたいを変えて採取しますが、どうしても適切な場所が見つからない場合は、同じ肢でも違う部位（たとえば前腕と上腕）での穿刺なら可とされています。

▍通常採血よりもよりていねいな消毒が必要▍

　消毒の際は、コンタミネーション（異物の混入）をなるべく防ぐことが重要なので、通常の採血よりもよりいっそう注意深く、念入りに消毒を行うのが一般的です（ポピドンヨードを使用する施設も多いです）。

　穿刺部位に触れる可能性がある場合には、手袋もディスポーザブルではなく、滅菌手袋を使用します。また、血液培養ボトルのゴム栓は、いかにも清潔そうに見えるのですが、実際には滅菌されていません。分注前に、きちんとアルコール綿で消毒をすることも忘れないようにしましょう。

注射器と注射針の基礎知識

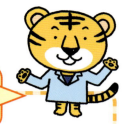

注射器や注射針は、どのような構造をしているのか見てみましょう。

注射器

　注射器は、プラスチック製で使い捨てのディスポーザブル注射器が一般的に使用されています。筒先は、単純に差し込むタイプのものと、ロックタイプのものがあり、医療現場では脱落事故防止のために、おもに後者が利用されます。

ディスポーザブル注射器

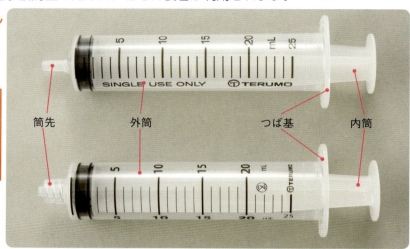

筒先　外筒　つば基　内筒

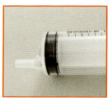

筒先が片側に位置する横口型もある

注射針

　注射針も、一般的にディスポーザブルが使用されます。通常の注射針のほか、血管内留置針があります。

ディスポーザブル針

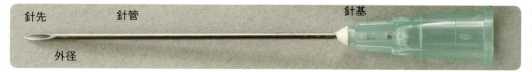

針先　針管　針基
外径

静脈内留置針

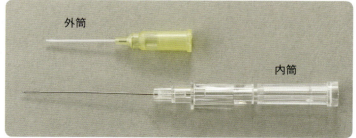

外筒　内筒

輸液や長時間の薬剤投与などに使用される。

翼状針

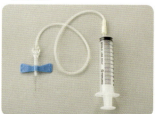

注射器の操作の影響を受けにくく、針先が安定しやすい。短時間の持続点滴にも使用可能。

注射針の太さ

注射針は外径の太さをG（ゲージ）という単位で表し、Gの数字が大きくなるほど細くなります。静脈内注射には、おもに21〜23Gが用いられています。

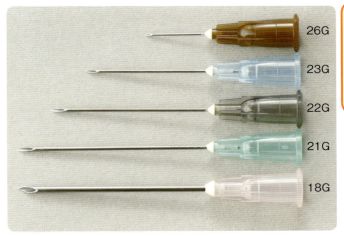

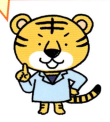

- 18〜20G → 輸血
- 21〜23G → 静脈内注射・動脈内注射・筋肉内注射
- 24〜25G → 皮下注射
- 26〜27G → 皮下注射・皮内注射に用いられることが多いです。

注射器と注射針の接続

注射針を注射器に接続するときには、手袋を装着して無菌操作で行います。

❶外装を開封し、筒先を触らないように注意して、注射器を取り出す。

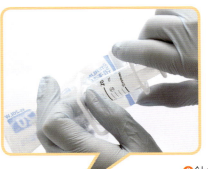

❸針先の断面と目盛りを合わせる。キャップを外すときは、回転させずに真っすぐに引き抜く。

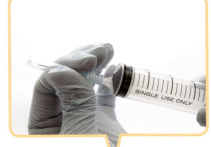

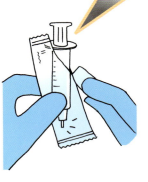

❷針を時計回転させながら注射器にしっかりはめ込む。

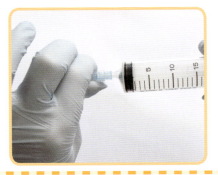

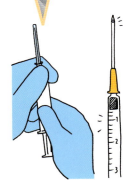

おもな注射法

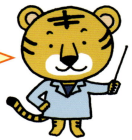

下の表のようなさまざまな注射法があります。

注射法のいろいろ

注射法	注射する場所	注射の目的や特徴	看護師による実施
皮内注射	皮膚の表皮と真皮の間に薬物を注入する	[目的] ツベルクリン反応や、アレルギー反応の有無の判定など、主として診断の目的に使われる。 [特徴] 注射した部位をもんでしまうと皮膚の下のほうまで薬がいってしまったり、注射した部位から広がったりして正しい診断ができないことがあるので注意が必要。	○
皮下注射	皮膚と筋層の間の皮下組織内に薬物を注入する	[目的] 薬物を、注射部位の毛細血管から吸収させる。 [特徴] 皮内注射以外の注射方法より薬効の出現はやや遅いが、効き目が持続する。インスリン注射によく使用される。	○
筋肉内注射	上腕部、臀部、大腿上部などの筋肉内に薬物を注入する	[目的] 毛細血管が豊富な筋肉内組織に薬物を注入する。 [特徴] 皮下注射と比較すると速効性があるが、血管内注射よりは緩徐である。穿刺による疼痛はやや強いので、注意が必要。	○
静脈内注射	静脈内に直接薬物を注入する	[目的] 救急時の緊急処置の目的をはじめ、医療現場で最も汎用される。 [特徴] 薬効はほかの注射法に比べて最も早く、確実に現れるが、その分ショックなど、急激な副作用の危険も高い。	○
動脈内注射	動脈内に直接薬物を注入する	[目的と方法] 動脈に直接穿刺して、薬物を注入する方法と、動脈内にカテーテルを留置して薬物を注入する方法がある。 [特徴] 画像検査時の造影剤の注入や、特定の部位をターゲットにした抗がん剤の注入などに用いられる。	×
硬膜外腔注射	血管を通じ、硬膜外腔に薬物を注入する	[目的] 血管に注射針、またはカテーテルを挿入し、硬膜外腔に薬物を注入する。 [特徴] 手術時の局所麻酔や、ペインクリニックにおけるブロック注射などに用いられる。	×

おもな注射法の刺入角度

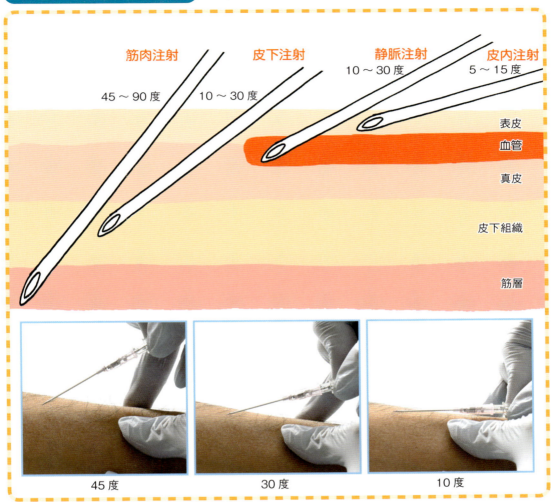

看護師等による静脈注射の実施について

　静脈注射については、薬剤がからだにおよぼす影響が大きいこと、高い技術が求められることなどから、医師・歯科医師が行う業務とされていました。

　しかし、緊急時に医師が多忙で対応できない場合などに看護師が実施していたケースがあったなどの実情を踏まえ、「看護師等が行う静脈注射は診療の補助行為の範疇として取り扱う」（2002年厚生労働省医政局長通知による）という新たな行政解釈の変更がなされました。

　これにより、医師の指示があった場合に看護師が静脈内注射を行うことができるようになりました。

　看護師による静脈注射の実施範囲は、各医療施設で院内のルールが決められていることが多いので、ルールに従って安全に行う必要があります。

　また、臨床検査技師も医師の指示のもと、診療の補助としての採血が業務の一環として認められています。

「5つのR」と「3回確認のルール」

注射・輸液・輸血・採血の領域での医療事故を防ぐためには、「5つのR」と「3回確認のルール」が不可欠です。

> 注射実施時に必要な確認事項について押さえておきましょう。

5つのR（right＝正しい）
＊何を確認するのか

- **Right Patient** 正しい患者
- **Right Time** 正しい時間
- **Right Drug** 正しい薬物
- **Right Dose** 正しい量
- **Right Route** 正しい方法

3回確認のルール
＊いつ確認するのか

《1回目の確認》
薬物を取り出すとき

《2回目の確認》
注射器に薬物を吸い上げるとき

《3回目の確認》
薬物の容器を廃棄するとき

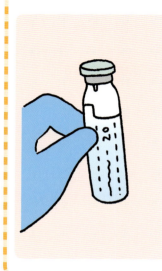
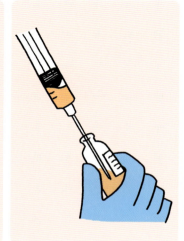
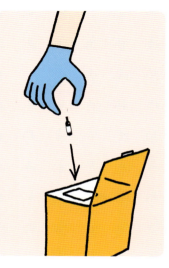

さくいん

数字・欧文
18G ……………………………… 56
20G ……………………………… 56
22G ……………………………… 57
24G ……………………………… 57
3回確認のルール ……………… 124
3段階調節 ……………………… 64
5つのR ………………………… 124
DIV ……………………………… 20
G ………………………………… 54
IV ………………………………… 20

あ
赤ちゃんに穿刺 ………………… 35
アルコール ……………………… 39

い・う・お
イメトレ ………………………… 73
上滑り …………………………… 72
温点 ……………………………… 99

か
外転 ……………………………… 25
回転の支点 ……………………… 77
外筒 …………… 59, 74, 75, 76, 78, 80, 84, 102
外壁 ……………………………… 68
下肢 ……………………………… 16
カテーテル ……………………… 92
カテーテルハブ ………………… 80
関節 ……………………………… 25
感染 ……………………………… 39
感染消毒薬 ……………………… 39
感染予防 ………………………… 10

き
利き腕 …………………………… 17
基本角度 ………………………… 64
基本的なフォーム ……………… 60
逆血 ……………………… 31, 70, 76, 101
救急外来 ………………………… 56
急速輸液 ………………………… 56
凝固 ……………………… 115, 116
筋肉内注射 …………………… 122

く
グーパー ………………………… 37
グーパートレーニング ………… 97
駆血 ………………………… 28, 32
駆血時間 ………………………… 89
駆血帯 …………………………… 34
駆血の解除 ……………………… 88
駆血の強さ ……………………… 34
駆血の部位 ……………………… 36
クリッピング …………………… 34
クレンメ ………………………… 95
クロルヘキシジン ……………… 39

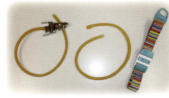

け
ゲージ …………………………… 54
血液培養 ……………………… 118
血液培養ボトル ……………… 119
血管が硬い ……………………… 67
血管が深い ……………………… 67
血管前壁 …………………… 69, 70
血管頂点 ………………………… 71
血管怒張 ………………………… 52
血管の外壁 …………………… 112
血管の性質 ……………………… 18
血管の穿刺孔 ………………… 48
血管の選択 ………………… 14, 106
血管の走行 ……………………… 29

血管の深さ……………………………… 49
血管壁……………………………………… 78
血算……………………………………… 115, 116
血糖……………………………………… 115, 116
嫌気性菌用……………………………… 119

こ

好気性菌用……………………………… 119
硬膜外腔注射…………………………… 122
固定……………………………………… 42, 44
固定性……………………………………… 16

さ

サーフロー……………………………… 63
採血
　……………… 89, 104, 106, 108, 112, 114, 118
採血の手技……………………………… 115
採血の順番……………………………… 115

し

四肢……………………………………… 25
姿勢……………………………………… 22
刺入角度………………………………… 123
刺入点…………………………………… 99
尺側皮静脈……………………………… 18, 107
修正……………………………………… 82, 84
手術室…………………………………… 56
上級テクニック………………………… 98
消毒……………………………………… 29, 38
消毒薬…………………………………… 39
小児用ライン…………………………… 95, 96
静脈内注射……………………………… 122
静脈ルート確保………………………… 113
シリンジ採血…………………………… 116
真空管採血……………………………… 116
伸展……………………………………… 25

す

すくい上げる軌道……………………… 73
スタンダードプリコーション………… 10

せ

生化学…………………………………… 116
生化学検査……………………………… 116

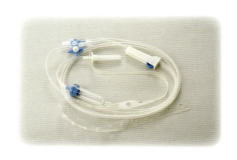

成人用ライン…………………………… 95, 97
セルジンガー法………………………… 85
穿刺
　………… 9, 13, 23, 24, 28, 41, 63, 64, 100
穿刺角度
　……………………………… 49, 62, 63, 68, 84
穿刺角度10度…………………………… 64
穿刺角度30度…………………………… 64
穿刺角度45度…………………………… 65
穿刺箇所………………………………… 15, 16
穿刺者…………………………………… 26
穿刺点…………………………………… 46
穿刺針…………………………………… 31
選択部位………………………………… 18

た

体得効率………………………………… 73
タコ管…………………………………… 92
脱力……………………………………… 40

ち・つ

肘窩の静脈……………………………… 107
注射……………………………………… 20
注射器…………………………………… 120
注射針…………………………………… 120
注射針の太さ…………………………… 121
注射法…………………………………… 122
中枢側…………………………………… 16
肘正中皮静脈…………………………… 18, 107
頂点……………………………………… 29, 46
直上駆血………………………………… 36
直針……………………………………… 109
痛点……………………………………… 99

て
- テープ······92
- 滴下スピード······94, 95, 96
- 撤退······86
- テンション······43, 44, 45, 50, 51, 52, 100
- 点滴······20, 94
- 点滴静脈内注射······90
- 点滴チューブ······92

と
- 橈骨神経領域······16
- 橈側皮静脈······18, 107
- 動脈内注射······122
- 怒張······32, 37
- トレイ······13

な
- 内筒······31, 78, 80

は
- バックフロー······70
- 針先······68, 71, 72, 101, 112
- 針の選択······54, 108
- 針の太さ······56, 57
- 針の持ち方······58, 60

ひ
- 皮下注射······122
- 非利き腕······17, 102
- 必要物品（静脈採血）······104
- 必要物品（ルート留置）······12
- 皮内注射······122
- 皮膚······48
- 皮膚の穿刺孔······48
- 標準予防策······10, 11
- 表皮······69
- 表皮直下······83

ふ
- 触れる血管······20
- フレンチ······55
- 分岐部······19

へ
- ベッドの角度······24
- ベッドの高さ······24

ほ
- ポピドンヨード······39

ま
- 末梢側······16
- 的外れ······71

み・め
- 見える血管······20
- 目印······47
- 目線······26
- メンタル······8

ゆ
- 優先順······16
- 輸液投与······101, 102
- 輸血······56

よ
- 翼状針······109, 110
- 横から持つフォーム······61

り・る
- 理論的要素······73
- ルート確保······14, 56
- ルート留置······74, 75

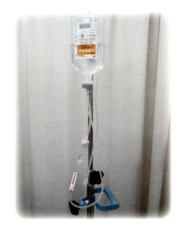

●著者
佐藤 智寛（さとうともひろ）／**とらますく**
慶應義塾大学医学部卒業。現役で医師業をつとめるかたわら、「とらますく」名義でWeb講師として活動し、わかりやすく詳細な解説で全国の中高生に人気を博す。講師活動に限らず、ITを活用した教育・ヘルスケア関連サービスを幅広く手掛けている。

● イラスト　　坂木浩子（株式会社ぽるか）
● 撮　　影　　原田真理
● 資料提供　　テルモ株式会社
　　　　　　　ニプロ株式会社
　　　　　　　白十字 株式会社
● 編集協力　　オフィスミィ
● 編集担当　　田丸智子（ナツメ出版企画株式会社）

本書に関するお問い合わせは、書名・発行日・該当ページを明記の上、下記のいずれかの方法にてお送りください。電話でのお問い合わせはお受けしておりません。
・ナツメ社webサイトの問い合わせフォーム
　https://www.natsume.co.jp/contact
・FAX（03-3291-1305）
・郵送（下記、ナツメ出版企画株式会社宛て）
なお、回答までに日にちをいただく場合があります。正誤のお問い合わせ以外の書籍内容に関する解説・個別の相談は行っておりません。あらかじめご了承ください。

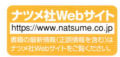

Dr. とらますくの
採血＆静脈ルート確保手技マスターノート

2017年 3月23日　初版発行
2025年 2月 1日　第9刷発行

著　者　佐藤智寛　　　　　　　　　　　　©Sato Tomohiro, 2017
発行者　田村正隆

発行所　株式会社ナツメ社
　　　　東京都千代田区神田神保町1-52　ナツメ社ビル1F（〒101-0051）
　　　　電話　03（3291）1257（代表）　FAX　03（3291）5761
　　　　振替　00130-1-58661
制　作　ナツメ出版企画株式会社
　　　　東京都千代田区神田神保町1-52　ナツメ社ビル3F（〒101-0051）
　　　　電話　03（3295）3921（代表）
印刷所　広研印刷株式会社

ISBN978-4-8163-6198-2　　　　　　　　　　　　　Printed in Japan
〈定価はカバーに表示してあります〉〈落丁・乱丁本はお取り替えします〉
※本書の一部または全部を著作権法で定められている範囲を超え、ナツメ出版企画株式会社に無断で
　複写、複製、転載、データファイル化することを禁じます。